UM PACIENTE CHAMADO BRASIL

Luiz Henrique Mandetta

Um paciente chamado Brasil
Os bastidores da luta contra o coronavírus

Em depoimento a Wálter Nunes

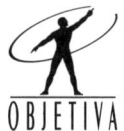

Copyright © 2020 by Luiz Henrique Mandetta

Grafia atualizada segundo o Acordo Ortográfico da Língua Portuguesa de 1990, que entrou em vigor no Brasil em 2009.

Capa
Alceu Chiesorin Nunes

Checagem
Felipe B.

Preparação
Fernanda Villa Nova

Índice onomástico
Probo Poletti

Revisão
Clara Diament
Márcia Moura

Dados Internacionais de Catalogação na Publicação (CIP)
(Câmara Brasileira do Livro, SP, Brasil)

> Mandetta, Luiz Henrique
> Um paciente chamado Brasil : Os bastidores da luta contra o coronavírus / Luiz Henrique Mandetta. — 1ª ed. — Rio de Janeiro : Objetiva, 2020.
>
> ISBN 978-85-470-0114-8
>
> 1. Brasil. Ministério da Saúde 2. Brasil – Política e governo 3. Coronavírus (Covid-19) – Epidemiologia 4. Mandetta, Luiz Henrique, 1964- 5. Saúde pública – Brasil I. Título.
>
> 20-42914 CDD-616.40981

Índice para catálogo sistemático:
1. Brasil : Coronavírus : Covid-19 : Epidemias : Saúde pública   616.40981

Aline Graziele Benitez – Bibliotecária – CRB-1/3129

[2020]
Todos os direitos desta edição reservados à
EDITORA SCHWARCZ S.A.
Praça Floriano, 19, sala 3001 — Cinelândia
20031-050 — Rio de Janeiro — RJ
Telefone: (21) 3993-7510
www.companhiadasletras.com.br
www.blogdacompanhia.com.br
facebook.com/editoraobjetiva
instagram.com/editora_objetiva
twitter.com/edobjetiva

À minha equipe do Ministério da Saúde e a todas as pessoas que, direta ou indiretamente, trabalham e lutam pela vida e para que a saúde seja um direito de todos.

Minha vida é marcada pela luta contra a morte, em sintonia com a vida — compreendi esse caminho desde muito cedo. Quinto filho de um pai médico com dedicação integral à medicina, o modelo de criação que tive foi forjado pela presença absoluta de uma mãe forte e um pai dócil, de cuja companhia eu privava durante as visitas hospitalares dos sábados e domingos. Acostumei-me a ficar na sala dos médicos, e o cheiro de éter, para mim, era perfume. Nas visitas domiciliares aguardava na sala, na companhia da família do paciente, e aprendi que há um momento em que a doença só pode ser vencida com a união de todos e que a palavra do médico tem o papel de curar. E se ela não puder curar, deve controlar e, caso não possa nem curar nem controlar, deve confortar.

Médico não abandona paciente. Isso é do meu pai.

Foi assim que a vida me levou. Nunca programei meus passos. Fui sendo desafiado a fazer mais e mais pelos pacientes. Dediquei-me à ortopedia pediátrica porque sempre me incomodou ver uma criança sem poder brincar, explorar a vida. Essa luta me levou a aceitar desafios cada vez maiores. Presidi a cooperativa de trabalhos médicos, fiz uma pós-graduação na Fundação Getulio Vargas em gestão de sistemas de saúde privados, e na sequência assumi a Secretaria Municipal de Saúde de Campo Grande, no Mato Grosso do Sul, por cinco anos, onde pude perceber que é possível atuar na saúde em uma escala mais ampla por meio de políticas públicas.

O próximo desafio era compreender melhor e interferir no debate das condições de trabalho na saúde. Candidatei-me, em 2010, a deputado federal, venci e fui reeleito em 2014. Optei por um partido de oposição, o Democratas, por entender que seria mais útil como um parlamentar crítico, porém construtivo. Foram oito anos de presença assídua na Comissão de Seguridade Social e Família da Câmara, durante o auge do poder do PT e seu declínio, em que observei o comportamento da classe política, da sociedade e da imprensa.

Foi lá que conheci o então deputado Jair Bolsonaro. Nossos gabinetes eram muito próximos e, vez ou outra, trocávamos impressões sobre os rumos do país. Ele sempre um parlamentar afeito aos embates diretos, algumas vezes acima do tom, apostando na polêmica e na ruptura iminente de um país já dividido. Eu ficava mais no debate técnico, demonstrando os equívocos e propondo soluções para o país. Quando chegaram as eleições presidenciais, decidi não concorrer a um terceiro mandato na Câmara. Achava que já tinha trilhado um longo caminho, defendido um sistema de mérito, de concorrência salutar por desempenho e investimento em pessoas para um crescimento sustentável e justo. Que viessem outros e seguissem esses caminhos. Eu iria retornar à medicina, provavelmente no Rio de Janeiro, terra natal da minha esposa e do meu primeiro neto.

Veio a campanha e Bolsonaro venceu com boa margem de votos. Inclusive o meu. Quando fez o convite para que eu assumisse o Ministério da Saúde, fomos muito francos um com o outro. Acreditei que seria um governo com novas práticas de governança, principalmente quando ele me deu total liberdade para formar a equipe. Conheço o SUS a fundo, e escolhi essa equipe com todo zelo e critério técnico.

Para levar adiante tudo o que planejávamos, era preciso que houvesse muito diálogo. O Congresso Nacional era o ambiente que garantiria as regras e o orçamento. Em 2019, o Ministério da Saúde foi o que mais atendeu parlamentares e lá fui inúmeras vezes ouvir, receber críticas e sugestões, sempre sabedor de que aquela é a caixa de ressonância dos anseios da sociedade. Sempre fui bem recebido, tanto na Câmara como no Senado, onde dois amigos conduziam os trabalhos e davam condições para os projetos da saúde avançarem. O diálogo com os secretários estaduais e municipais era muito fértil, e tanto o Conselho Nacional de Secretários de Saúde (Conas) como o Conselho Nacional de Secretarias Municipais de Saúde (Conasems) eram parceiros nessa construção. As academias, desde a Escola Nacional de Saúde Pública via Fiocruz, passando pelas principais universidades e sociedades de especialidade, eram bem-vindas no ministério. O clima era de otimismo e participação.

Foi assim que entramos em 2020: com o desafio de implementar essas mudanças e fazer o sistema de saúde brasileiro avançar como nunca.

Eis que rumores de um novo vírus começaram a chegar à Secretaria de Vigilância em Saúde, e Wanderson Oliveira questionou a Organização Mundial da Saúde (OMS) antes do anúncio da China. Ainda em janeiro, quando a OMS reconheceu o novo coronavírus e deu o alerta mundial. O que vivemos desde então é o que me motivou a relatar esta história. Escrevi este livro para que as pessoas entendam que, por mais bem-intencionadas que sejam em seus trabalhos, a política é necessária. Nas escolhas políticas se forjam as ações que impactam a vida de cada um de nós.

Eu e minha equipe estávamos diante do ineditismo do maior desafio de saúde pública dos últimos cem anos, que ocorria simultaneamente nos cinco continentes e atingia de forma implacável todos os sistemas de saúde, de proteção individual e coletiva, e impactava na economia, na cultura, no esporte, no lazer, forçando líderes a tomar medidas duras para preservar o maior patrimônio de uma nação: vidas.

A eterna luta da vida contra a morte, e o destino, colocou esta equipe de frente a um imenso trabalho: cuidar de um paciente chamado Brasil.

1

Desembarquei no aeroporto de Genebra, na Suíça, na segunda-feira, 20 de janeiro. Poucos dias antes, estava de férias com minha família no calor fluminense de Búzios. Uma curta folga que o vento gelado da cidade europeia logo tratou de afugentar para longe na memória. A viagem tinha como objetivo minha participação no Fórum Econômico Mundial de Davos, um encontro feito para os líderes das principais empresas do mundo discutirem pautas como globalização, tecnologia, política externa e o ritmo do desenvolvimento necessário para manter o capitalismo vibrante, tentando sempre levar em conta a responsabilidade social do lucro. Não é exatamente um evento para ministros de Estado e, por esse perfil corporativo, é ainda mais incomum que um ministro da Saúde participe.

Em 2019, fui eleito presidente do conselho da StopTB, uma entidade global de enfrentamento à tuberculose (a doença bacteriana infecciosa que mais mata no mundo) e que tem como objetivo encontrar caminhos para erradicá-la até 2030. Portanto, o que pesou para que eu fosse convidado a Davos foi essa função, e não apenas meu papel no governo brasileiro. Era então uma posição importante, pois recolocava o Brasil na mesa de decisões da esfera internacional da área de saúde.

Quando assumi o ministério, o Brasil não participava de maneira efetiva das discussões sobre políticas públicas da OMS nem estava inserido nos grandes eixos de debate sobre o tema. Em meu primeiro ano no governo, tentei mudar essa realidade. Fui à Inglaterra a fim de organizar uma recomposição do Brasil com um país que tem um sistema de saúde pública parecido com o nosso, com rede universalizada. Visitei o ministro da Saúde dos Estados Unidos e abri uma frente de diálogo com Israel, numa investida para reorganizar a medicina de alta complexidade e a pesquisa genética. Davos coroaria todo esse esforço, me dando a oportunidade de levar a demanda brasileira a importantes atores do mercado internacional.

O trabalho começou antes mesmo da abertura do Fórum. Assim que cheguei, fui recebido em um jantar na Embaixada do Brasil em Genebra pela embaixadora Maria Nazareth Farani Azevêdo, conhecida como Lelé. Fui com Indiara Meira Gonçalves, minha assessora para Assuntos Internacionais, e jantaram conosco o adjunto da embaixada, Roberto Carvalho de Azevêdo, diretor-geral da Organização Mundial do Comércio (OMC) e marido de Lelé, e três assessores diplomáticos do Itamaraty.

O assunto foi a política da OMS. Já era sabido que um novo vírus preocupava a China e que havia muita incerteza sobre os dados fornecidos pelo país. Tanto que, dias antes, o Ministério da Saúde brasileiro havia pedido informações à OMS sobre o tema. Entretanto, o que discutimos no jantar não foi precisamente a doença, mas a questão política. Fizemos um mapeamento sobre o grupo que apoiava Tedros Adhanom, diretor-geral da entidade e que mais tarde viria a ser o rosto mais conhecido da pandemia. Como seria o encaminhamento para as próximas eleições da OMS e como o Brasil poderia liderar o debate nos blocos das Américas, Caribe e países que falam língua portuguesa, eram essas as nossas preocupações.

Pensávamos na possibilidade de articular uma frente para iniciar diálogos entre essas nações, e o quadro que se apresentava, na minha visão, era o seguinte: a OMS estava sendo financiada pelos países ricos e justificava sua existência com os países pobres, sobretudo os da África.

Já os países em desenvolvimento, como o Brasil, que não são pobres o suficiente para receber as políticas de mecenato internacional mas também não têm capacidade financeira para serem doadores da OMS, eram negligenciados. A América do Sul e a Central sofrem as consequências dessa política, mas sem participar efetivamente dela. Nós tínhamos muito a dizer e a colaborar, e a conversa com a Lelé era sempre produtiva. Ela tem um talento nato para as questões da saúde. Conhecia todas as discussões sobre o tema e, no campo da diplomacia, defendia o Brasil com veemência em várias frentes. Tenho enorme admiração por ela e muito orgulho de o Brasil ser representado por um corpo diplomático tão qualificado.

Minha afinidade com a embaixadora surgiu no ano anterior, quando estivemos juntos na Assembleia da OMS e ela coordenou reuniões importantíssimas, como a dos Brics (grupo que reúne Brasil, Rússia, Índia e China). Nesses encontros conheci os ministros da Saúde da China, da Rússia, da Índia e da África do Sul, e iniciamos tratativas para que as agências de nossos respectivos países alinhassem os interesses. A Índia é responsável por mais de noventa por cento da matéria-prima para medicamentos e a China produz mais de 95 por cento dos insumos. Para o Brasil, como política pública seria essencial comprar ambos os produtos por um preço mais baixo. Conto tudo isso porque foram essas reuniões que me aproximaram do ministro da Saúde da China, Ma Xiaowei, que mais tarde teria uma participação central na pandemia do novo coronavírus.

Voltando ao jantar na embaixada, lá pelas tantas nos chegou a notícia de que Tedros Adhanom não iria mais a Davos. A razão era justamente o coronavírus. O diretor da OMS se reuniria no dia seguinte com o Comitê de Emergência do Regulamento Sanitário Internacional, que também fica em Genebra. O grupo discutiria com as autoridades sanitárias chinesas a gravidade do vírus. Era um encontro para deliberar sobre qual seria a posição da OMS diante da nova doença. Havia a expectativa de se a organização daria algum alerta global sobre o problema sanitário chinês.

À mesa, comentei com a embaixadora que, nas últimas emergências sanitárias internacionais, como as do H1N1, do Ebola e do Zika brasileiro, houve muita dificuldade para que os dirigentes da OMS se pronunciassem. Esse é o tipo de decisão que sempre agrada uma parte, mas desagrada outras. Na do H1N1, por exemplo, houve o cancelamento de voos, restrições comerciais entre alguns países. Na economia, isso significou queda do PIB internacional e danos aos negócios. Nesses cenários, foi difícil para os diretores anteriores da OMS se manterem nos seus cargos. A decisão de como bloquear, como fazer vacinas, como proteger a comunidade global de uma determinada nova doença ou um surto trazia para a organização, além de um problema sanitário, um problema político.

Estávamos curiosos para saber como eles iriam lidar com uma questão que envolvia uma potência como a China e um vírus cujo potencial ainda era desconhecido. As atenções do mundo inteiro se voltaram para a decisão a ser tomada em Genebra.

2

Na manhã do dia seguinte, segui para Davos, uma pequena cidade de cerca de 11 mil habitantes a quatrocentos quilômetros de Genebra. Devido à geografia montanhosa, só se chega lá de trem, carro ou helicóptero, nada de aviões. Na estação central de Genebra, embarquei para Zurique, onde troquei de composição. Fui para Davos no Expresso Cristal, um trem moderno com paredes e teto de vidro que permitem que observemos a bucólica paisagem suíça. Boa parte dos homens que movimentam o PIB mundial estava embarcada naqueles vagões.

Na cidadezinha há três estações, e meu trem parou na segunda. Ao desembarcar, aguardei por quinze minutos os seguranças suíços que me escoltariam até o hotel. Se em Genebra a sensação térmica era de 10ºC, na pequena Davos o vento carregava um ar gelado que parecia beirar 0ºC. Mesmo com um pesado casaco de lã, achei que morreria congelado. Eu era fumante até então, mas, mesmo sofrendo com a falta da nicotina, a temperatura me desencorajou a acender um cigarro.

Davos se transforma quando acontece o Fórum Econômico Mundial. A cidade fica repleta de empresários, altos executivos de multinacionais e burocratas do alto escalão de países do mundo inteiro. As lojinhas, padarias e farmácias são alugadas para grandes empresas, que as transformam em estandes. Há policiamento em toda parte, e, como o presidente dos Estados Unidos, Donald Trump, participaria do evento, a prevenção contra atentados terroristas foi ainda mais rígida. Ao chegar ao hotel, um agente me impediu de entrar imediatamente no quarto. Só depois de uma varredura no local, em que ele revistou tudo, usou aparelhos para identificar possíveis artefatos explosivos, fui autorizado a entrar e a desfazer as malas.

Um dos meus primeiros encontros foi com Socorro Gross, chefe da Organização Pan-Americana da Saúde (Opas) no Brasil. Socorro é da Costa Rica e, em agosto de 2019, uma de suas missões foi pacificar a relação da Opas com o governo brasileiro após a crise dos médicos cubanos. Conversamos muito a respeito do programa, que, para mim, tinha um vício de origem: pessoas não são mercadorias, e países não podem negociar o trabalho de seus cidadãos como uma moeda. A ideia de levar médicos para lugares onde não há profissionais de saúde nunca foi a questão para mim, mas sim o modo como o programa foi negociado e implementado. Dos 10 mil reais de bolsa pagos pelo Ministério da Saúde, cerca de dez por cento ficavam com os médicos, o restante era repassado ao governo cubano via Opas. Há ainda outros desdobramentos que não cabe discutir aqui, mas o fato é que fui um crítico implacável do programa e agora via meus alertas daquela época chegarem ao sistema judiciário norte-americano. Processos movidos por pessoas que participaram do Mais Médicos contra a Opas nos Estados Unidos (porque lá é a sede) provavelmente terão como desfecho uma indenização bilionária. Quatro deles acusam a Opas de explorar trabalho forçado e cobram da instituição o salário integral por todo o tempo em que estiveram no Brasil e uma indenização por danos morais e materiais. Se a ação for bem-sucedida, muitos outros médicos estarão habilitados a receber a mesma compensação.*

Durante os três dias em Davos compareci a reuniões relacionadas à atuação de empresas e entidades na solução dos problemas de saúde mundial. Foi a primeira vez que um ministro da Saúde do Brasil participou de um Fórum Econômico e pôde entender como a iniciativa privada trabalha a temática da saúde. Os ministros da Saúde da Alemanha, da Nova Zelândia e da Suíça também estavam presentes.

No ano anterior, eu havia ido aos encontros do G-20 (grupo dos vinte países mais ricos do planeta) em Osaka, no Japão. Como a cúpula tem forte apelo econômico, previa-se que o ministro da Economia, Paulo Guedes, participasse, mas ele não foi, enviando um representante, Marcelo Guaranys, seu secretário-executivo. Ainda que o foco fosse o comércio, lá se discutiu o acesso universal a tratamentos de

---

* Como exemplo, há o caso de Tatiana Caraballo, participante do Mais Médicos alocada em Limeira (SP). Mariana Sanches, "A cubana que pede indenização nos Estados Unidos por trabalho escravo no Mais Médicos", BBC, 17 out. 2019.

saúde, algo que depois da pandemia se tornaria uma questão central — como que antevendo que os sistemas seriam tensionados por uma nova doença, os ministros dos vinte países trataram a saúde como um bem global.

A atmosfera em Davos é muito diferente da que se vê na reunião do G-20 ou na Assembleia-Geral da OMS, onde prevalecem o cuidado com o cerimonial, a atenção aos corpos diplomáticos e as reuniões cercadas de formalidade. No Fórum Econômico a tônica é o ritual do mundo corporativo, sem muita solenidade. As reuniões são marcadas como na iniciativa privada: se quero falar com alguém, entro em contato com seu assessor, e ele definirá local e horário e a reunião acontecerá pontualmente. Uma secretária dirá o tempo que se pode permanecer na sala e, quando o tempo estiver se esgotando, alguém bate na porta e avisa que a reunião será finalizada em dois minutos.

Davos me permitiu o acesso a dirigentes de organizações não governamentais como a Bill & Melinda Gates Foundation, a CEOs de grandes bancos e de gigantes farmacêuticas como Roche, Novartis e Johnson & Johnson.

A primeira reunião, logo no dia em que cheguei, foi em um estande da Johnson & Johnson montado onde antes funcionava uma padaria. Era um espaço pequeno, uma sala no segundo andar, não mais que 25 metros quadrados. Havia cerca de dez pessoas no local.

O tema da reunião foi como alavancar recursos para desenvolver sistemas de saúde em nações pobres. Por parte das empresas participantes, havia a avaliação de que era preciso aprimorar a estrutura local de países como os do continente africano, a fim de que a ajuda internacional gerasse resultados mais efetivos. Os filantropos alegavam que mandavam recursos para esses lugares e, como os sistemas de saúde não eram organizados, o resultado era sempre aquém do planejado e muitos dos recursos desperdiçados.

Para financiar a construção dessas estruturas de saúde pública foi criado um fundo de investimento, em que parte da rentabilidade será destinada para esse fim. Um dos executivos explicou de maneira bem superficial como o fundo funcionaria, sem entrar em detalhes sobre a rentabilidade. O objetivo era arrecadar ao menos 500 milhões de dólares em carteiras de investimento. Antes do fórum, o fundo já tinha em carteira cerca de 30 milhões de dólares, e Davos seria a oportunidade de capitalizar o projeto. Eu não estava ali para doar, mas para explicar a importância do combate à tuberculose.

O ato contínuo foi passar o chapéu para os participantes. O CEO do Citibank foi o primeiro a ser abordado e, questionado sobre quanto o banco poderia alocar, respondeu que, dependendo da rentabilidade, aplicaria 20 milhões de dólares. Depois, o representante de um banco da Arábia se comprometeu com mais 10 milhões de dólares. O terceiro investidor, de um banco de microcrédito, prometeu aporte de 2 milhões. Até que um jovem chinês, que não aparentava nem trinta anos, pediu a palavra. Sua presença, pela idade e jeito despojado de se vestir, destoava dos banqueiros e grandes executivos ali na reunião.

Ele pediu para que o líder do grupo desse uma explicação mais detalhada sobre a rentabilidade do fundo, e foi imediatamente flechado pelos olhares de todos. Ficou evidente que a recepção à pergunta não tinha sido boa, e o senhor que coordenava a arrecadação respondeu ao rapaz que a função do fundo era ajudar. Se ele tivesse interesse em participar, que se posicionasse.

A resposta do jovem foi que sim, que tinha interesse, mas precisava de mais detalhes. Foi então questionado pelo coordenador sobre o aporte que gostaria de fazer. A resposta foi 100 milhões de dólares. Todos se viraram para ele, que estava sentado mais ao fundo. Ele afirmou representar um grupo chinês que investia em bitcoins — as criptomoedas, ou dinheiro virtual. Pelo caráter inusitado e pela montanha de dinheiro que prometeu investir, o rapaz virou o centro das atenções. Mas ouvi claramente quando um dos banqueiros murmurou, com desdém, que bitcoin não é um recurso de origem confiável.

Ali, para mim, ficou evidente que havia uma tensão: a Davos da empresa tradicional, do banqueiro, do capitalismo convencional que a gente conhece está tendo que conviver com uma nova geração com outros valores e competências. E esses dois mundos não dialogam, estão em momentos muito díspares.

Hoje, uma coisa que me vem à cabeça é que o modelo daquele evento não vai mais existir. O conceito de biossegurança era zero. O rapaz chinês saiu de um país onde já ocorriam mortes por um vírus desconhecido e se trancou sem qualquer proteção numa salinha com CEOs de algumas das maiores empresas do mundo, a grande maioria em idade avançada. Em Davos havia protocolos rígidos de segurança para a prevenção ao terrorismo, mas a grande ameaça que se avizinhava era biológica e ninguém sabia. O perigo real não era uma bomba, mas um vírus. O que poderia devastar tudo era a desconhecida pneumonia que se espalhava pela China e que, àquela altura, já matava oito pessoas por dia. Se o jovem chinês estivesse contaminado com o novo coronavírus e assintomático, poderia ter transmitido a doença e matado metade do PIB mundial. Então, aquela Davos é coisa do passado. Foi a última reunião global do mundo dito normal.

3

No dia seguinte, logo cedo, eu encontrei o ministro da Economia, Paulo Guedes, que estava muito animado com o próprio desempenho no evento. Ele classificou sua fala no Fórum como um sucesso extraordinário. Visivelmente sem interesse, perguntou como estava sendo minha participação na área da saúde, e respondi que estava em contato com vários CEOs de companhias farmacêuticas em busca de oportunidades de colaboração com o governo brasileiro. Contei que a maioria delas tem sede na Suíça ou na Alemanha, entorno de onde estávamos, e comentei que o lobby delas é muito forte na OMS. Guedes concordou e seguiu para sua agenda, e eu me dirigi a meus compromissos.

Na quarta-feira, 22 de janeiro, fui convidado para um jantar com umas quatrocentas pessoas, representantes das Américas (ministros de Estado, investidores e empresários com negócios no continente americano). O discurso da noite seria feito pelo presidente da Colômbia, Iván Duque

Márquez, e, antes dele, ouvimos um empresário venezuelano. Ele falou sobre as dificuldades em seu país, dizendo sofrer perseguições, ameaças de sequestro e contando como resistia à tirania do governo do presidente Nicolás Maduro. Em sua fala, Duque pediu para que os presentes manifestassem apoio ao líder oposicionista da Venezuela, Juan Guaidó.

Cheguei no horário programado pela organização, mas ainda não havia ninguém do governo brasileiro no salão.

Sentei-me, então, à mesa onde estavam o empresário e apresentador de TV Luciano Huck, o governador de São Paulo, João Doria, e o presidente do Bradesco, Luiz Carlos Trabuco. Sabia que, se o presidente Jair Bolsonaro soubesse que eu dividira a mesa com Doria, seu desafeto, poderia ter problemas. Ainda assim, resolvi ficar.

O jantar foi agradável. Após servirem a sobremesa, me despedi das pessoas com a intenção de ir embora, mas avistei Paulo Guedes e outros integrantes da comitiva do governo federal. Fui até eles.

Guedes, de onde estava, voltou a discorrer sobre como sua participação nos eventos havia sido boa, como fora aplaudido e como surpreenderia o mundo. Segundo ele, o Brasil era a bola da vez e decolaria. Então, me perguntou novamente por que eu estava ali. Citei o contato com a indústria farmacêutica, e ele disse que "esse pessoal" estava investindo, era um dos poucos setores que cresciam naquele momento. Em seguida comentou que de Davos seguiria para a Índia com a comitiva de Bolsonaro. Fazia parte da "decolagem" que ele preparava para o Brasil.* Eu me despedi e fui embora.

Na sexta-feira, ainda no hotel, tive uma reunião com Christopher Elias, coordenador mundial da Bill & Melinda Gates Foundation. Ele é sanitarista, um homem muito respeitado na área de políticas públicas e que conhece o Sistema Único de Saúde (SUS). Eu o convidei para vir ao Rio de Janeiro, onde faríamos uma série de reuniões por ocasião dos 120 anos da Fiocruz, e falei que autoridades da área de saúde de Israel, dos Estados Unidos e da Inglaterra haviam confirmado presença no evento.

Estávamos organizando essa celebração para colocar a Fiocruz como a nossa principal estrutura pública de saúde. Tínhamos o objetivo de alavancar o complexo industrial (de vacinas) e aumentar o número de bolsas e trocas de experiências no mundo. A Fiocruz poderia ajudar a catalisar a saúde pública na África, inclusive, porque os países de língua portuguesa do continente gostam de se relacionar com o Brasil. Eu queria convencer Christopher Elias a investir no projeto de construção de uma fábrica para a produção de vacinas.

Essa era uma das missões que levei na bagagem quando fui a Davos: a pauta da produção mundial de vacina. Pretendia demonstrar aos investidores a necessidade da construção de laboratórios de imunização, já que a iniciativa privada não tem interesse nisso. Apesar da capacidade de produção

---

* Paulo Guedes acabou não acompanhando a comitiva do presidente Jair Bolsonaro à Índia.

muito pequena, vacina de febre amarela, por exemplo, só o Brasil faz — e a de sarampo muito pouca gente produz. Até por uma questão de humanidade precisamos produzir essas vacinas, e necessitamos de centros especializados para isso. O projeto seria nos moldes da parceria público-privada. Um investidor privado constrói a estrutura e o governo brasileiro paga o aluguel. É como alguém que ergue um prédio com a finalidade de alugar para um banco e depois recebe uma mensalidade por isso. Fui à Suíça tentando achar interessados em colocar dinheiro na grande planta de produção de vacinas. Esses fundos de investimentos poderiam aplicar nesse complexo como um ativo.

Na verdade, o país deveria construir uma fábrica agora, porque, quando sair a vacina para o novo coronavírus, os estrangeiros não vão nos direcionar a produção, e, hoje, nossa capacidade de produção é pequena.

Naquela mesma sexta-feira, Socorro Gross me chamou num canto para falar da reunião com os representantes do governo chinês sobre o novo vírus desconhecido. Durante todos aqueles dias em Davos, Socorro me contava os bastidores dessa questão e relatou que os conferencistas da OMS estavam num impasse. Metade queria classificar o vírus como uma emergência global e a outra metade, como uma emergência no âmbito da China. Estava difícil chegar a um consenso.

No final, o que se viu foi uma decisão atípica da OMS, que considerou a emergência em Wuhan, localizada a 1200 km de Pequim, de interesse localizado para a China, mas com um alerta máximo mundial. Aquilo não existia nos formatos-

-padrão de enfrentamento. Ou você tem uma emergência sanitária de interesse mundial ou não tem. Quando tivemos o Zika, o Brasil emitiu um alerta dizendo que havia uma virose que causava microcefalia e que era de interesse mundial. A OMS então mandou técnicos ao país.

Na época, a organização reconheceu o Zika como uma emergência sanitária de interesse mundial. Nós imaginávamos que a onda de nascimento de crianças com microcefalia no Nordeste brasileiro se espalharia para outras regiões. Calculamos um número alto de crianças que poderiam nascer com esse mal em São Paulo, Minas Gerais, Rio de Janeiro e mundo afora. Era um número astronômico. Ninguém sabe até hoje por que a microcefalia ficou restrita principalmente ao Nordeste.* A epidemia não se repetiu em outros lugares. Mas o que interessa aqui é que, naquele momento, foi reconhecida como emergência sanitária de interesse mundial. O novo coronavírus, não. Foi classificado como uma emergência sanitária para a China, e de grande alerta para o restante do planeta.

Nitidamente era uma solução política, pois havia grande pressão chinesa. Se a OMS decidisse pela emergência de interesse mundial, poderia haver embargos, suspensão de voos e paralisação do comércio. Imagine o efeito disso na China, uma das economias que mais exportam no mundo. Então criaram um alerta que não era nem uma coisa nem outra.

---

* Houve ocorrências em Roraima, Pará, Maranhão, Piauí, Rio Grande do Norte, Paraíba, Pernambuco, Alagoas, Bahia, Espírito Santo, Rio de Janeiro, Mato Grosso e Paraná.

Na tarde de 24 de janeiro, fui a Zurique para pegar o voo de volta ao Brasil. Embarcamos eu, minha assessora Indiara Meira Gonçalves e Socorro Gross. A classe econômica é sempre desconfortável, mas eu torcia para ter um mínimo de comodidade, pois precisava usar o tempo da viagem para planejar meu retorno às atividades ministeriais. Eu havia deixado o Brasil em meio a uma crise doméstica que precisava debelar. Uma semana antes de viajar, meu chefe de Gabinete, Robson Santos Silva, me informou que havia recebido da Presidência uma solicitação para exonerar quatro integrantes da minha equipe: João Gabbardo dos Reis (secretário-executivo do ministério), Erno Harzheim (secretário de Atenção Primária à Saúde), Francisco de Assis Figueiredo (secretário de Atenção Especializada em Saúde) e Jacson Barros (diretor do Departamento de Informática do SUS).

Com o pedido já vinham quatro novos nomes para substituí-los, todos do Rio de Janeiro e sem qualquer experiência em gestão do SUS. Não havia sido esse o combinado. Quando assumi a pasta, o presidente me garantira que a escolha da equipe seria de minha responsabilidade. Pedi para falar com Bolsonaro e fui até o Palácio da Alvorada com o Robson para tentar entender o que estava acontecendo e fazê-lo compreender que aqueles cargos eram peças fundamentais na engrenagem do ministério.

Ele alegou que aqueles quatro nomes que estavam no ministério não eram "gente nossa" e que, por sugestão do filho, Flávio Bolsonaro, queria trocar essas pessoas. Pensei: "Será que foi um mal-entendido, ou tem gente do Rio querendo assumir cargos no ministério?". Sugeri que redesenhássemos um organograma para o Rio de Janeiro, dando-lhe maior autonomia orçamentária na administração dos hospitais federais da cidade.* Em contrapartida, ele deixaria minha equipe em paz.

Ele entendeu minhas colocações, mas teríamos que aprovar com o pessoal do Planejamento. Seria a primeira pauta que eu tocaria quando retornasse de Davos, pois o risco de perder pessoas-chave da estrutura que eu havia montado era real. Quem articulou as exonerações e impôs os novos nomes mirava o controle de mais de oitenta por cento do orçamento do Ministério da Saúde. Não me parecia um erro banal, e não era a primeira vez que tentavam derrubar a melhor equipe técnica do ministério dos últimos trinta anos. Todos foram selecionados por mérito e trabalhavam no limite da pressão de um sistema que precisava ser recuperado.

Tentativas de intervenção não eram exatamente uma novidade, mas essa foi a primeira vez que houve um pedido explícito de exoneração. Durante 2019, médicos bolsonaristas fizeram uma campanha cerrada para demitir o Gabbardo e o Erno, justamente porque queriam ocupar seus cargos. Foram campanhas infernais, com acusações constantes de que eram comunistas e coisas do gênero. Para acalmá-los, nomeei dois deles para os quadros do ministério, ainda que em funções menos relevantes.

---

* Há seis hospitais federais no Rio de Janeiro: Hospital Federal do Andaraí (HFA), Hospital Federal de Bonsucesso (HFB), Hospital Federal Cardoso Fontes (HFCF), Hospital Federal de Ipanema (HFI), Hospital Federal da Lagoa (HFL) e Hospital Federal dos Servidores do Estado (HFSE).

No fim, realmente montei um organograma para uma gestão mais forte nos hospitais federais do Rio, dando-lhes liberdade para indicar quem quisessem, mas esse assunto acabou sendo engolido pela pandemia.

4

Quando me preparava para voltar ao Brasil, veio a notícia de que a China havia decidido bloquear a cidade de Wuhan. O município de 12 milhões de habitantes estava isolado do resto do país, em quarentena. Evidentemente, a curiosidade da imprensa aumentou. O mundo moderno não sabia o que era uma quarentena. Um bloqueio sanitário humano de grandes proporções não acontecia desde a gripe espanhola, em 1918. As TVs começaram a mostrar imagens da China construindo hospitais de campanha, executando o bloqueio da cidade, profissionais de saúde paramentados dos pés à cabeça. Era preciso explicar o que estava acontecendo, então decidi que daríamos uma entrevista coletiva, a primeira de muitas sobre o assunto, mas isso eu ainda não sabia.

Como eu ainda estava em Davos, escalei o Gabbardo e o Júlio Croda, secretário-substituto da Secretaria de Vigilância em Saúde, para me representarem na entrevista, que aconteceu no dia 23 de janeiro, uma quinta-feira. No dia anterior, inauguramos um Centro de Operações de Emergência (COE) para o novo coronavírus, um comitê com o objetivo de preparar a rede pública de saúde para o atendimento de possíveis casos.

Pousei em Brasília no sábado e passei o final de semana acompanhando o desenrolar da emergência em Wuhan pelo noticiário. No domingo, o historiador Marco Antonio Villa, no telejornal da Jovem Pan, comentou de forma muito dura a ausência do ministro da Saúde: "Não entendo, somente, o silêncio do ministro da Saúde brasileiro. Não fala nada, não aparece. Uma espécie de ninguém sabe, ninguém viu".*

E ele estava certo. Durante 2019, me mantive muito recluso. O governo Bolsonaro tinha uma agenda polêmica — infindáveis discussões sobre educação, cultura, Lei Rouanet, porte de armas, e assim por diante. Enquanto isso, eu só falava em vacina, na importância de controlar o sarampo, me dedicava à montagem da equipe e à reestruturação dos programas do ministério. Ninguém sabia quem era o ministro da Saúde até a pandemia. Quando o Villa disse isso, percebi que meu tempo de discrição acabara. Uma comunicação ágil e transparente é a melhor arma contra o medo do desconhecido e as fake news.

Na segunda-feira, 27, me reuni com o Gabbardo e o Wanderson Oliveira, diretor de Vigilância em Saúde. Entendi que era preciso marcar outra entrevista para a terça-feira, agora com a minha presença. O Carnaval estava chegando,

---

* No *Jornal da Manhã*, Jovem Pan. Disponível em: ‹https://www.youtube.com/watch?v=ocO_X8e04iw›.

seria já em fevereiro, e havia muitas dúvidas sobre o novo vírus que atingia a cidade chinesa.

A grande discussão naquele momento era como fazer a vigilância em saúde num país com uma costa extensa, em pleno verão, com turistas de todos os lugares. Precisaríamos organizar o fluxo de pessoas.

A Agência Nacional de Vigilância Sanitária (Anvisa), responsável pela fiscalização dos portos e aeroportos, é uma agência que não dialoga com o Ministério da Saúde. Fiscaliza quem entra e sai do país, mas, em razão da política de não fazer novos concursos públicos, o quadro de fiscais de portos e aeroportos é muito pequeno. São funcionários contratados ainda na época da antiga Fundação Nacional de Saúde (Funasa), nos anos 1980, e que foram remanejados para a nova agência.

Sem pessoal para a verificação, do ponto de vista sanitário, nossas fronteiras estão abertas. Há enormes portos e aeroportos no país, mas poucos fiscais concentrados na saúde humana. O que há é muito fiscal de renda, fiscal de mercadoria, fiscal policial. Mas para a área de biossegurança, quase nada. Então a gente sabia que seria difícil.

O conjunto de informações necessárias para a vigilância num voo, por exemplo, é enorme. Era preciso identificar num avião quem esteve na China, ainda que tivesse feito uma conexão em Doha e depois pegado um avião em Paris. Seria possível? Seria viável checar qual passageiro se sentou ao lado de alguém que vinha de um lugar onde eventualmente poderia ter ocorrido o contágio e, por consequência, ter trazido o vírus para o Brasil? Um avião, em geral, tem trezentos lugares, e cada passageiro e tripulante têm um histórico de viagens e de contatos. As possibilidades são infinitas. É muito difícil uma vigilância atenta.

Diante das nossas limitações, resolvemos usar o critério da OMS. Definimos que qualquer pessoa com sintoma e que tivesse estado na cidade de Wuhan nos últimos catorze dias deveria ser considerada suspeita.

Com base na deliberação da OMS restringindo a epidemia a Wuhan, concluímos que se tratava de um vírus "pesado", ou seja, com baixa capacidade de transmissão. Se o vírus estava restrito a uma cidade, mesmo sendo a China um país de 1,5 bilhão de habitantes condensados num território do tamanho do Brasil (que tem 210 milhões de habitantes), a lógica dizia que o novo coronavírus não era eficiente em infectar pessoas.

E, de fato, as informações que chegavam afirmavam que as autoridades sanitárias só estavam preocupadas com Wuhan. Em tese, a epidemia estava sendo controlada.

Wuhan tem 12 milhões de habitantes e é uma cidade industrial com entrada e saída de mercadorias o dia inteiro. Começamos a perguntar como estava a situação no restante da China, e a resposta era: está tudo bem. Como está em Pequim? A resposta: Pequim tem cem casos, não estão preocupados com Pequim. Há várias outras cidades de 12, 10 e 5 milhões de habitantes na China, então insistíamos: alguma está tendo problemas com o novo coronavírus? A resposta era a mesma: não, só falam de Wuhan. Isso reforçou a ideia de que se tratava de um vírus com baixa transmissibilidade.

Um vírus respiratório se espalha pela proximidade das pessoas e é transmitido no tumulto do sistema público de transportes, nos cinemas e teatros lotados, nos restaurantes com mesas coladas, nos bares onde clientes ficam muito próximos. A China era ideal para que se alastrasse, mas, ao que parecia, isso não estava acontecendo.

De repente, começou a aparecer um caso aqui, outro ali. Com o bloqueio em Wuhan, algumas pessoas fugiram e levaram o vírus a outros lugares. Ainda assim, segundo os dados que recebíamos da OMS, a doença não estava se alastrando. Então deduzimos que poderíamos controlar a transmissão com bloqueio, ou seja, isolando os infectados. Foi essa a mensagem que recebemos.

5

Começamos fevereiro organizando nosso sistema de saúde para colocar em laboratórios de cada estado os equipamentos necessários e capacitar os profissionais a fazerem os testes de forma manual. Se um paciente chegasse, o procedimento seria fazer um bloqueio em torno dele. Analisamos como o tratamento era feito na China e resolvemos adquirir mil ventiladores pulmonares e comprar 150 milhões de reais em EPIs (equipamentos de proteção individual especiais para funcionários da saúde), que consiste em máscaras, visores e luvas. Também reservamos mil leitos de centro de terapia intensiva (CTI).

Estávamos nos preparando de acordo com o histórico de outros vírus do sistema respiratório. Em 2002, a Sars teve uma letalidade relativamente alta, mas era gerada por um vírus pesado e apresentou apenas cerca de 8 mil casos no mundo e oitocentas mortes confirmadas. Não era facilmente transmitida de pessoa para pessoa, tanto que praticamente desapareceu em 2004. Já o vírus do resfriado, por exemplo, é leve, fica no ar. Eu espirro aqui e ele vai longe. Sarampo também é um vírus leve, consegue ficar muito tempo no ar até encontrar alguém e infectar.

A OMS havia informado que a covid-19 era causada por um vírus através de gotícula, ou seja, transmitido via partículas líquidas emitidas quando uma pessoa infectada tosse, espirra ou fala. Para contágio, era necessária uma proximidade de menos de dois metros entre as pessoas. Portanto, o isolamento quebraria a transmissão. Diante disso, a nossa missão era encontrar pessoas suspeitas, mandá-las para o isolamento, entrar com uma equipe, coletar material e fazer os exames. Caso fosse confirmado que alguma tinha o vírus, ela ficaria em isolamento por catorze dias.

Começamos então a fazer notas técnicas e boletins diários. A rotina de trabalho entre o final de janeiro e o início de fevereiro consistiu nisto: providenciar as compras, fazer a leitura dos casos e observar como as coisas aconteciam no mundo. Em entrevistas para a imprensa, reiteradamente pedi calma, porque não tínhamos indicações concretas que justificassem pânico.

Mas o vírus começou a se espalhar com mais força pela China. A OMS, então, mudou de posição. Não era só Wuhan que tinha problemas, informaram eles, agora era todo o país. Por consequência, todos que vinham da China eram considerados suspeitos. Isso aconteceu num intervalo de duas semanas.

Aí começaram os protestos dos brasileiros que estavam em Wuhan e queriam voltar para o Brasil. O presidente dos Estados Unidos já tinha mandado um avião para buscar seus compatriotas, mas o presidente Jair Bolsonaro teve reação oposta. Disse que não pretendia buscar ninguém e usou o argumento de que havia algumas dezenas de brasileiros em Wuhan, enquanto aqui temos 210 milhões de pessoas. O resgate não fazia sentido. Mas os brasileiros isolados na cidade chinesa gravaram um vídeo que se espalhou pelas redes sociais, um terreno que sensibiliza Bolsonaro.

Começou a pressão.

A posição dos Estados Unidos certamente pesou, e o presidente acabou mudando de opinião. Sem consultar o Ministério da Saúde, Bolsonaro se encontrou com o ministro da Defesa para decidir os próximos passos.

6

A operação de resgate dos brasileiros em Wuhan foi comandada pelo Ministério da Defesa. Os militares viram uma oportunidade de transmitir à população uma imagem heroica da corporação. Em uma reunião ministerial, falei que a primeira coisa que precisaríamos estabelecer antes de trazer as pessoas era uma lei para regulamentar a quarentena. Se trouxéssemos o pessoal sem uma base legal, eles só ficariam confinados se quisessem. Qualquer advogado poderia invocar o direito de ir e vir e liberar uma pessoa com potencial de transmitir a doença.

Saindo da reunião, fui direto para a casa do Rodrigo Maia, presidente da Câmara dos Deputados, e depois para a do David Alcolumbre, presidente do Senado. Expliquei aos dois o problema e a necessidade de uma lei de quarentena. Eu me comprometi a escrever um projeto de lei, porque se mandasse uma proposta de medida provisória os parlamentares fariam uma comissão especial para analisar o caso, e viria uma discussão sobre o que pode e o que não pode numa situação de emergência de saúde pública. Havia a chance de gerar um bate-boca absurdo, porque, quando há emergência sanitária de interesse da saúde humana, muitos direitos à privacidade e às informações de saúde são suspensos. Entraria em questão também até onde iria o direito de cada um escolher ou não ser tratado de uma doença contagiosa, pois há interesse coletivo nisso. Em caso de emergência, o sistema de saúde pode impor o tratamento, mesmo contra a vontade da pessoa. Eu não poderia escrever um projeto só sobre o novo coronavírus, teria que redigir um texto pensando numa emergência sanitária mais geral, numa situação biológica humana.

Essa discussão já havia acontecido no Ministério da Saúde, porque o regulamento sanitário internacional, do qual o Brasil é signatário, não levantava essas questões em seu arcabouço legal. Nós nos utilizávamos desse regulamento como ponto de apoio para fazer portarias, mas com um marco legal antigo. Não havia previsão, por exemplo, de imposições legais referentes a uma quarentena. Nós nos preparamos então para organizar o que seria a nova lei.

Wanderson Oliveira, diretor de Vigilância em Saúde, foi o responsável por colocar todos os pontos no papel, o que se tornou um documento com 84 artigos extremamente detalhados, prevendo até sepultamentos em covas coletivas. Um trabalho incrível, completo, mas que poderia dificultar o avanço da proposta no Congresso.

O plano era enviar o projeto de lei para a Câmara e pedir aos parlamentares que analisassem tudo em um dia, dessem o parecer imediatamente, levassem ao plenário da Câmara na terça (4 de fevereiro) e na quarta já fosse ao plenário do Senado para virar lei à noite. Com 84 artigos, seria impossível. Conheço bem a Câmara, pois fui deputado federal durante oito anos.

Decidi enxugar o texto do Wanderson e fazer um negócio pequeno, com dezesseis artigos resumidos. A ideia era usar só o que fosse extremamente necessário para a operação Wuhan, o resto ficaria para depois.

O passo seguinte foi me reunir com a bancada da saúde no Congresso. Fiz um acordo com a Câmara e o Senado em que mandaria um projeto enxuto para usar naquele momento e, na sequência, mandaria um maior, com 84 artigos, podendo chegar a cem, e que deveria se tornar o manual sanitário nacional.

No dia 5 de fevereiro participei de uma reunião com parlamentares na Comissão de Seguridade Social e Família. Foi a primeira vez que se falou de coronavírus no Parlamento. Nesse dia, já veio à tona a possibilidade de não realização do Carnaval. A verdade é que tudo poderia ter sido diferente se a OMS tivesse nos mostrado o cenário real, aberto os casos publicamente, apresentando o impacto do vírus na sociedade chinesa, dizendo o que acontecia em Pequim e em outras cidades. Do jeito que foi, considerei o cancelamento desnecessário. Até então não havia nenhum caso na América do Sul, e me preocupavam mais os brasileiros que viajariam para a Europa. Fiz até uma brincadeira com o deputado Darcísio Perondi, do MDB do Rio Grande do Sul, que também é médico. Ele me perguntou se era seguro liberar o Carnaval diante do risco do novo vírus; respondi que sim, poderia ter Carnaval, só que as pessoas teriam que manter o distanciamento social e não beijar ninguém. Todo mundo achou graça.

Durante meus oito anos no Congresso, sempre fui procurado quando o assunto era saúde, tinha um ótimo trânsito entre os parlamentares, e os recebia muito bem no Ministério da Saúde, porque sabia que o Congresso podia parar meu trabalho. Expliquei o que precisava ser feito para a Carmen Zanotto, presidente da Frente Parlamentar Mista da Saúde, e para o Antonio Brito, presidente da Comissão de Seguridade Social e Família. A resposta foi: traga o projeto que vamos "tratorar".

Indiquei a Carmen como relatora e o Rodrigo Maia disse que colocaria em votação às sete da noite. Antes de chegar ao Congresso para acompanhar a votação, recebi um telefonema da Gabriella Rocha Nassar, minha assessora para o Parlamento, dizendo que haviam formado uma comissão para alterar o texto do projeto de lei. Quando cheguei lá, realmente estavam querendo fazer mudanças, alegando que não poderiam votar do jeito que estava. A Carmen aceitou uma redação diferente aqui e outra lá, e me chamaram na sala da liderança do governo.

Estavam presentes o major Vitor Hugo (líder do governo) e a Carmen, e logo chegaram os representantes do MDB, do DEM, do PT e o deputado e ex-ministro da Saúde Alexandre Padilha. Cada um queria incluir uma coisa e começaram a surgir vários questionamentos. Quem vai ficar em quarentena? Quem vai pagar o salário de quem ficar em isolamento? Temos que dar ajuda de custo, disse um parlamentar.

Percebi que queriam fazer da lei da quarentena uma lei de impacto social.

Os dezesseis artigos eram bem sucintos. Coloquei num item, por exemplo, que poderíamos fechar fronteiras. O pessoal do PCdoB resistiu, pois considerou que o item seria usado como pretexto para isolar a Venezuela por causa do presidente Nicolás Maduro. Tive que argumentar que a questão era por um problema de saúde pública. Não sabíamos como o vírus poderia entrar, poderia ser pela Venezuela, pelo Paraguai, pela Bolívia, pelo Uruguai... o que eu precisava era de uma barreira sanitária. Disse que, apesar de o vírus não ter chegado ao Brasil nem às Américas, era um risco real, e o mínimo de precaução era botar na lei a possibilidade de parar um voo ou um navio. Fiquei uma hora debatendo com eles, mas consegui sair com o texto mais equilibrado.

O projeto foi votado na Câmara e no dia seguinte estava no Senado. Em 24 horas conseguimos uma lei para ancorar a operação Wuhan. E é esta lei que hoje dá condições para todos os governadores e prefeitos atuarem, porque naquele momento era a única que tínhamos para disciplinar a quarentena.*

---

* Lei nº 13.979, de 6 de fevereiro de 2020. Disponível em: ‹www.planalto.gov.br/ccivil_03/_ato2019-2022/2020/lei/l13979.htm›.

7

Naqueles dias entre o fim de janeiro e o início de fevereiro, Brasília vivia uma nova crise política envolvendo o então ministro da Casa Civil, Onyx Lorenzoni. Onyx estava tenso porque havia acabado de sofrer um esvaziamento de suas atribuições, perdendo a condução do Programa de Parcerias de Investimentos (PPI), o conjunto de obras prioritárias do governo, para o Ministério da Economia. Sentindo uma clara fritura, Onyx antecipou seu retorno das férias. A situação era mesmo séria, pois em 2019, durante a reforma da Previdência, ele já havia deixado de encabeçar a articulação política do governo com o Congresso, que ficou nas mãos de Luiz Eduardo Ramos, com quem não tinha um bom relacionamento.

Com um segundo esvaziamento, a Casa Civil ficou sem função. Uma Casa Civil que não articula negociações políticas nem conduz os investimentos do governo faz o quê? Corria à boca miúda que o Luiz Eduardo Ramos passaria a comandar a Casa Civil, apesar de haver certa resistência por parte dos militares. Ramos era um general da ativa, e, na hierarquia militar, só alguém com patente superior poderia mandar nele.

Para compreender melhor o que estava acontecendo e demonstrar apoio ao Onyx, organizei uma reunião em meu apartamento com a presença da ministra da Agricultura Tereza Cristina, do governador de Goiás Ronaldo Caiado, do presidente do Senado David Alcolumbre e do ex-deputado Abelardo Lupion (DEM-PR).

Após debatermos muito, entendemos que tínhamos que prestigiar o Onyx e, caso sua saída da Casa Civil se efetivasse, ele deveria ir para outro ministério, Educação ou Infraestrutura, para continuar no Executivo. Ele era o mais próximo do presidente desde a campanha eleitoral e fora um dos responsáveis pela minha indicação ao ministério, e era, aliás, o meu canal de comunicação com o presidente.

Semanas depois dessa reunião, Onyx foi exonerado da Casa Civil e nomeado para o Ministério da Cidadania no lugar de Osmar Terra. Porém, em seu lugar ficou o general Braga Netto, que passou a ser o interlocutor do Ministério da Saúde junto à Presidência.*

Homem afável, inteligente e discreto, Braga Netto me pareceu uma excelente escolha, o que se confirmaria depois. Deu maior consistência e rumo a uma Casa Civil que vinha de uma série de esvaziamentos.

---

* A cerimônia de transmissão dos cargos de ministros da Casa Civil e da Cidadania ocorreu em 18 de fevereiro de 2020.

De todo modo, a reunião em minha casa foi um gesto de apreço ao Onyx e ele continuou no governo. Quem não gostou foi Osmar Terra, que voltou para a Câmara dos Deputados.

8

Com uma lei da quarentena aprovada e nos dando segurança jurídica, começou a preparação para o resgate dos brasileiros em Wuhan. Fizemos uma reunião de ministros e foi decidido que eu falaria sobre a operação com a imprensa. Logo percebi que tinha de medir as palavras, pois os militares queriam o protagonismo da operação.

Os problemas começaram já na hora de definir quais aviões buscariam os brasileiros. Não havia dinheiro. O presidente pediu uma cotação para a Latam e a Azul, mas elas não quiseram participar, temendo que embarcar pessoas potencialmente infectadas com o vírus poderia trazer danos às suas imagens. A solução foi utilizar os aviões de reserva da Presidência, apelidados de sucatões, mas também não havia orçamento para abastecê-los e pagar toda a operação, então foi usado o cartão de crédito corporativo do presidente. Bolsonaro gastou 739 mil reais com a operação no cartão, e quatro* aviões foram enviados à China.

---

* Foram dois aviões até a China e outros dois até a Polônia.

Para dar uma ideia da complexidade da operação, o governo brasileiro teve de manter a rota em sigilo, pois surgiu uma série de pedidos de outros países, principalmente da América do Sul, para que trouxéssemos seus cidadãos retidos em Wuhan. Isso poderia causar um problema adicional de contágio, que queríamos evitar. O local de pouso para abastecimento também era delicado, pois nem todos os países queriam autorizar a aterrissagem de uma aeronave com possíveis infectados. O governo negociou, então, o abastecimento com um país da Europa Central, a Polônia, e em troca transportou seus cidadãos na viagem de volta.

O final de semana ficou por conta da definição de onde se faria o confinamento dos brasileiros repatriados. O Brasil não tem um local preparado para fazer uma quarentena de seres humanos, pois nunca havia sido feita. Geralmente é em um laboratório NB4 (nível de biossegurança 4) que você faz a quarentena de animais e de seres humanos para manipular um tipo de vírus perigoso. O NB4 é o mais alto nível de biossegurança que um laboratório pode ter. Aqui, o local com o mais alto nível de segurança em laboratórios é avaliado como NB3+.

Em 2019, o Ministério da Saúde iniciou um projeto de construção do primeiro laboratório NB4 brasileiro, uma parceria que eu queria estabelecer com o Centro de Controle e Prevenção de Doenças (CDC, ou Centers for Disease Control and Prevention) norte-americano, que é uma agência do Departamento de Saúde e Serviços Humanos sediada na Geórgia e que sempre foi a grande bússola em relação a doenças infecciosas. Esse plano ainda estava em discussão e envolvia os ministérios da Defesa, Agricultura, Relações Exteriores, Ciência e Tecnologia e Saúde. Robert Redfield, então diretor do CDC, estava discutindo a implementação de dezesseis laboratórios completos no mundo, e eu pleiteava que um fosse no Brasil. Ter um parceiro como o CDC seria muito bom, e minha ideia era que o Instituto Evandro Chagas e a Fiocruz fizessem uma parceria com eles. Essa cooperação com os norte-americanos ainda era embrionária, mas existia. Para nós, a contrapartida seria receber mais apoio técnico na área de genética, que não é muito desenvolvida no Brasil. Era uma proposta interessante para eles, porque o Brasil reúne todos os biomas da América do Sul. E, se você tem um NB4, a indústria farmacêutica vem atrás, gerando novas oportunidades de negócios e empregos. Nas Américas só há NB4 no Canadá e nos Estados Unidos. Com a pandemia, ficou evidente que é necessário termos esse tipo de laboratório.

Durante a preparação do projeto, o Ministério da Defesa tinha indicado um general reformado para trabalhar nesse NB4, e foi ele o designado pelos militares para tratar da quarentena de quem vinha de Wuhan.

Havia duas opções de local para receber os resgatados: uma base aérea em Florianópolis e outra em Anápolis. A de Florianópolis era uma base da Aeronáutica desativada. Do ponto de vista da segurança nacional, para que o vírus não se espalhasse pelo centro de poder do país, era mais cauteloso fazer em Florianópolis, que fica distante da capital federal. Anápolis está a 150 quilômetros de Brasília e é a base que oferece proteção ao centro de decisões do país. Colocar na região pessoas que representavam risco biológico de transmissão poderia resultar na paralisação do principal centro da Força Aérea Brasileira. Mas pesou a questão do protagonismo, já que os militares poderiam frequentar o local, aparecendo como comandantes da operação.

"Anápolis é do lado de Brasília, se precisar de alguma coisa a gente leva para o hospital das Forças Armadas, deixa um helicóptero com uma maca e um filtro hepa (separador de partículas), lá tem um hotel de trânsito que a gente esvazia e cerca. É longe", disse o general.

Como ainda achávamos que fosse um vírus pesado, concordei em fazer a base em Anápolis. O passo seguinte foi comunicar e pedir o apoio do governador de Goiás, Ronaldo Caiado, e do prefeito de Anápolis, Roberto Naves, pois receberiam pessoas oriundas de Wuhan e não havia qualquer goiano entre os 38 brasileiros. Goiás sofre até hoje a repercussão do acidente com o césio-137, em 1987. Há um medo latente, rapidamente expresso nas publicações da imprensa local e em falas dos opositores do governador. Mas Caiado foi muito firme. Prontamente concordou em recebê-los.

Fui a Goiânia para visitar a base e agradecer o apoio do governador antes de a quarentena começar. Nesse dia, o presidente da Federação das Indústrias do Estado de Goiás (Fieg), Sandro Mabel, divulgou uma nota muito dura, dizendo que o governador colocava em risco as atividades industriais ao permitir que a doença chegasse ao estado. "É um desastre para o estado. Podemos sofrer segregação do que é produzido em Goiás, afetando a exportação de industrializados e carne, por exemplo", disse ele.

Ali eu percebi a tônica de um debate que iria se repetir e se agravar durante a pandemia: o falso dilema entre saúde e economia. Mabel claramente negligenciava o caráter humanitário em nome da economia, e muitas situações similares ocorreram nos meses seguintes.

Escalei o Wanderson e o Júlio Croda, infectologista, pesquisador da Fiocruz e diretor do Departamento de Imunizações e Doenças Transmissíveis do Ministério da Saúde, para trabalharem na operação. O Wanderson decidiu chamar a médica Ho Yeh Li, que é chinesa de Taiwan e coordena a Unidade de Tratamento Intensivo (UTI) de infectologia do Hospital das Clínicas da Faculdade de Medicina da USP. Ele pediu autorização para enviá-la no avião que iria resgatar os brasileiros junto com Marcus Quito, especialista em medidas de contenção e diretor substituto da Secretaria de Vigilância em Saúde do ministério. É um dos profissionais mais experientes que conheço.

A operação foi montada para trazer 34 pessoas, mas foram usados quatro aviões e 120 pessoas para resgatá-las, um exagero. Eu disse aos militares que era prudente enviar o menor número de pessoas possível, mas mandaram gente do Exército até para filmar o resgate.

Para a viagem, estabeleceram protocolos básicos, como o distanciamento entre as pessoas. Na chegada ao Brasil, decidiram deixar em quarentena apenas os 34 resgatados e mais vinte pessoas que participaram da operação. A dra. Ho Yeh Li estava entre elas. A médica argumentou que aquilo não fora combinado antes do embarque. Ela dizia que tinha que voltar para a USP, mas os militares queriam que ela ficasse.

Concordei que ela deveria permanecer em quarentena os catorze dias, não tinha jeito. Mas o maior problema era o fato de os militares terem dispensado do confinamento boa parte dos participantes da operação, incluindo a tripulação dos aviões.

No segundo dia após o resgate, o piloto de um dos aviões acionou o hospital das Forças Armadas queixando-se de febre, diarreia e mal-estar. Os militares ficaram apavorados, afinal, tinham dispensado o sujeito da quarentena. Exigiram sigilo com o caso. Mas como guardar segredo? Se entrasse na lista de suspeitos de contaminação da covid-19, a pergunta seguinte seria de onde ele tinha vindo, e seria fácil descobrir que não havia cumprido a quarentena ao retornar da China.

Propus uma solução. Colocá-lo como suspeito às dezoito horas, colher o material biológico, analisar a amostra à noite e, se ele estivesse positivo, enviá-lo para o hospital para ficar em isolamento. E só então informar o caso. Se desse negativo, seu caso não interferiria nas estatísticas e, portanto, não causaria curiosidade na imprensa.

Assim foi feito. O piloto foi para o hospital das Forças Armadas, que era o de referência para a operação. Em seguida, recebo uma ligação do Wanderson: não havia material para testar o paciente.

Veja bem, no hospital de referência para a covid-19 não havia como testar. Tivemos que pegar o material para teste em uma secretaria de saúde local e levar ao hospital das Forças Armadas. Mas o problema ainda não tinha acabado. Ninguém queria coletar o material porque não havia entre os profissionais quem soubesse qual era o procedimento a ser adotado. Tive que chamar um técnico do Ministério da Saúde para fazer a coleta do piloto. Resolvido isso, fizemos o teste e deu negativo, para alívio dos generais.

Só então coloquei o nome do piloto na lista, como suspeito e descartado no mesmo dia. Por isso ninguém percebeu que aquele suspeito que entrou de manhã viera da operação Wuhan, ou, como foi oficialmente chamada pelos militares, operação Regresso à Pátria Amada Brasil. Se ele testasse positivo, a operação teria sido considerada um fracasso, instalaria uma crise gigante e exporia uma falha absurda de procedimento. Essa informação foi mantida em sigilo comigo, com o Wanderson, com o ministro da Defesa e com a unidade especial que levou o piloto para dentro do hospital.

Os aposentos que receberiam os resgatados de Wuhan foram preparados com mensagens de boas-vindas e até berços para as crianças. Era uma maneira de demonstrar cuidado, já que não havia referência para esse tipo de preparação, pois, como disse anteriormente, a última vez que houve quarentena no Brasil foi em 1918, durante a gripe espanhola. Havia dúvidas sobre o tempo e o tipo de confinamento, se as pessoas deveriam ficar o tempo todo em seus quartos, se poderiam interagir umas com as outras, receber visitas. No final, os militares colocaram em prática o que chamei de quarentena à brasileira: bem-intencionada, mas sem a participação dos técnicos do Ministério da Saúde.

Montaram uma área de convivência onde os resgatados podiam se encontrar, coisa que ninguém nunca viu num confinamento de combate a uma epidemia. Havia um cinema onde todos ficaram juntos para assistir a um filme escolhido a dedo pelos militares: *Epidemia*. Em outra ocasião, levaram uma dupla sertaneja goiana para divertir os confinados, algo impensável numa situação daquelas. Se um ali testasse positivo, todos teriam de permanecer em quarentena.

A orientação da OMS era de catorze dias de confinamento, mas determinei que fossem dezoito. Os testes começaram no aeroporto de Wuhan, graças à insistência da dra. Ho Yeh Li. Ela era a única que falava chinês e conseguia se comunicar com as autoridades de saúde locais. Ela convenceu os médicos chineses de que era necessário testar os brasileiros no aeroporto. Chegando aqui, fizemos testes no sétimo e no décimo quarto dia de confinamento. Quando todos os resultados deram negativo, nós os liberamos para casa.

No final deu tudo certo, e em 23 de fevereiro ainda houve uma cerimônia de encerramento da quarentena brasileira. Em seu discurso, o ministro da Defesa resumiu bem o sentimento geral: "Quando o Ministério da Saúde me mandou o resultado dos exames, todos negativos, a sensação foi de alívio".

9

Estávamos nos preparando para a hipótese de surgir um infectado no Brasil quando soube que uma jovem estudante brasileira que saíra justamente de Wuhan em 23 de janeiro, no último voo antes do bloqueio, havia apresentado sintomas da doença. Ela era aluna de uma universidade local e morava em um alojamento estudantil. Ainda na China, teve febre. Preocupada, ligou para o pai, que, aflito, sem saber o que fazer, decidiu que seria melhor que ela interrompesse o intercâmbio e voltasse para o Brasil.

A estudante chegou a Minas Gerais e foi para a casa da família. A gripe piorou e o pai a levou ao hospital público Eduardo de Menezes, especializado em doenças infecciosas e referência no estado em tratamento do HIV. O médico suspeitou do novo coronavírus, mas ficou com medo de tratá-la. Afinal, era uma doença sobre a qual quase nada se sabia e que poderia trazer risco de contágio para a equipe do hospital. Ela foi encaminhada a uma infectologista, que também suspeitou de covid-19 e solicitou que o teste fosse feito. A equipe do hospital então coletou o material.

Ao ser informado sobre o caso, logo pensei: "E os passageiros que estavam nas fileiras próximas ao assento dela?". Precisávamos localizar aquelas pessoas. Mas, felizmente, era alarme falso, ela não tinha a doença.

Rapidamente começaram a surgir histórias de preconceito contra pessoas de origem asiática, apontadas como disseminadoras da doença. Em Rondônia, um caso pitoresco envolveu dois passageiros num carro de aplicativo. Uma pessoa pegou um Uber compartilhado, desses que se divide com um passageiro desconhecido para rachar a conta. Quando entrou no carro, havia um ocupante de origem asiática lá dentro, que espirrou ou tossiu perto dela. Assustada, a pessoa pediu para desembarcar e foi direto a uma unidade de saúde, dizendo que tinha tido contato com um chinês e por isso poderia estar infectada com o novo coronavírus. Seguiu-se uma corrida em Rondônia para achar o tal chinês. Trataram o caso como suspeito, porém, mais uma vez, era alarme falso. De todo modo, a polêmica foi tamanha que o secretário de Saúde do estado teve que ir a público para acalmar os ânimos.

Esse é só um exemplo do grau de paranoia que se instalou naqueles dias. Para tentar diminuir o problema, gravei um vídeo condenando o preconceito, falando que a China enfrentava com enorme coragem uma situação difícil e que a gente não podia adotar um comportamento intolerante. No vídeo, explico que o Brasil tem um dos maiores rebanhos suíno e bovino do mundo e que poderia surgir um vírus novo aqui também, e que não gostaríamos de receber tratamento igual ao que estava sendo dado aos chineses.

O embaixador chinês no Brasil, Yang Wanming, mandou o vídeo para a China e depois me agradeceu pessoalmente pelo fato de eu ter chamado a atenção para os esforços que estavam empreendendo e frisar que atitudes preconceituosas eram descabidas. E essa sinalização era mesmo necessária, pois o preconceito ganhava força. No Sul, numa cidade do polo calçadista, há uma feira do setor aonde muitos chineses vão comprar e vender sapatos. Os organizadores tinham decidido proibir a presença deles no evento, e tivemos de intervir para contornar o problema.

O pano de fundo foi a declaração do presidente dos Estados Unidos, Donald Trump, classificando o novo coronavírus como "vírus chinês". Foi ali que começou a briga diplomática para que não se usasse o nome do país como rótulo do vírus. Historicamente, sabemos que, ao dar o nome de um país ou animal para um vírus, isso causa sérios danos econômicos. Pouco tempo atrás, a gripe suína provocou consideráveis prejuízos no mundo inteiro. A associação da carne de porco com a doença derrubou o consumo e, por tabela, quebrou inúmeros produtores. Num passado mais longínquo, a gripe espanhola creditou todo o sofrimento com a pandemia à Espanha, e a ideia permaneceu mesmo com a descoberta de que o vírus não havia surgido no país.

O caso do H1N1 foi identificado em Nova York em um grupo de estudantes que havia estado no México. No começo, o vírus foi chamado de gripe mexicana, mas logo houve uma reação que fez com que passassem a chamá-lo de H1N1.

E foi esse histórico que pesou na nomenclatura de covid-19 para a doença causada pelo novo coronavírus. Foi uma decisão muito monitorada pela China e por outros países. Não deveria haver qualquer menção a Wuhan, a qualquer tipo de consumo de carne animal, nada nesse sentido. O uso de um nome neutro fazia parte da agenda diplomática dos chineses.

Também no campo da diplomacia, já no mês de março, quando os números aumentavam no Brasil, fui à Embaixada do Japão acompanhado do deputado Luiz Nishimori, do PL do Paraná. O Japão ainda tinha a pretensão de manter o calendário dos Jogos Olímpicos, entre 24 de julho e 9 de agosto. O país precisava construir uma rede de apoio para a realização do evento, e queria saber da experiência do Brasil em 2016. Para quem não se lembra, na véspera dos Jogos Olímpicos do Rio de Janeiro houve uma situação semelhante, ainda que hoje saibamos que em um grau muito menor. A emergência sanitária do Zika vírus fez com que alguns atletas e setores da imprensa estrangeira considerassem que o evento deveria ser cancelado por causa do risco de uma pandemia.

Naquela ocasião, o Brasil teve de articular uma série de argumentações do ponto de vista sanitário para convencer os estrangeiros de que era seguro manter a realização dos Jogos. O Wanderson participou do debate em Genebra, onde se demonstrou a sazonalidade da doença e que a situação estava sob relativo controle. No final, conseguimos manter a realização da Olimpíada.

10

Em 10 de fevereiro, quando não havia casos no Brasil e ainda buscávamos identificar algum brasileiro infectado, fizemos uma reunião no Itamaraty com o ministro interino das Relações Exteriores, Otávio Brandelli, o embaixador da China, Yang Wanming, e seus respectivos assessores.

Eu tinha a expectativa de que o nosso Itamaraty tivesse preparado uma carta ou algo do gênero para ser enviada ao presidente chinês ou a alguma outra autoridade do governo. Era praxe que um chefe de Estado se dirigisse ao outro nessas ocasiões, sobretudo quando havia fortes relações comerciais entre os países.* Mas não surgiu nada. A única sinalização oficial do governo brasileiro ao povo chinês foi um documento feito por mim e entregue ao embaixador — uma carta feita pela minha assessoria internacional e endereçada ao ministro da Saúde da China, com quem eu tinha

---

* "China é o principal parceiro comercial do Brasil", *Agência Brasil*, 13 nov. 2019.

um bom relacionamento graças a encontros em reuniões de organismos internacionais. Eu desejei força naquele momento difícil e coloquei o Brasil à disposição, caso pudéssemos ser de alguma ajuda.

É bom lembrar que, naquela época, 10 de fevereiro, achávamos que a doença estava restrita ao entorno de Wuhan, mas o embaixador nos chamara para informar que o governo chinês havia decidido interromper temporariamente as exportações em função do avanço da epidemia. Eu quis saber até quando permaneceriam sem vender para o Brasil, afinal, nós e o resto do mundo compramos os insumos da área de saúde dos fabricantes chineses. Aqui os estoques já estavam baixando muito rápido, mesmo sem qualquer caso de coronavírus detectado. As demandas consumiam nossas reservas de materiais, como máscaras e luvas.

Consegui garantir a última carga da China para o Brasil com 40 milhões de máscaras, mas ela veio de navio e levou cerca de quinze dias para chegar. De todo modo, isso tinha sido fruto da reunião na embaixada. Ainda não havia acontecido nenhum incidente diplomático entre os dois países, e a reunião foi um sucesso, a ponto de a China trazer um canal de TV local para me entrevistar, entrevistar o Ernesto Araújo e o embaixador chinês sobre nossa cooperação.

O problema foi que, no mês seguinte, essa boa relação caiu por terra após o deputado Eduardo Bolsonaro, filho do presidente, publicar nas redes sociais uma mensagem considerada ofensiva pela Embaixada chinesa. Eduardo escreveu em seu Twitter (18 de março):

Quem assistiu Chernobyl vai entender o q ocorreu. Substitua a usina nuclear pelo coronavírus e a ditadura soviética pela chinesa.
+1 vez uma ditadura preferiu esconder algo grave a expor tendo desgaste, mas q salvaria inúmeras vidas.
A culpa é da China e liberdade seria a solução.

As referências à tragédia nuclear na Ucrânia (antiga União Soviética) e à maneira como os soviéticos esconderam a catástrofe enfureceram o embaixador chinês. Esse foi o primeiro mal-estar com a China, e as consequências desse ataque afetariam todas as nossas relações futuras. Na véspera da postagem, Trump havia citado o termo "vírus chinês" para referir-se ao novo coronavírus.* Começava ali uma série de ataques entre Pequim e Washington, e o Brasil se alinhou ao lado norte-americano. Mesmo quando Trump passou a amenizar o discurso contra a China e, consequentemente, a atacar a OMS, o Brasil infelizmente continuou a adotar, em muitos momentos, uma postura xenofóbica com relação ao povo chinês.

---

* Postagem de 16 de março de 2020. Disponível em: <https://twitter.com/realDonaldTrump/status/1239685852093169664>.

11

Na quarta-feira, 19 de fevereiro, fui para Assunção, no Paraguai, participar de uma reunião com os ministros da Saúde do Mercosul. A pauta era o coronavírus e o compartilhamento de informações sobre a pandemia, pois pretendíamos estabelecer um trabalho conjunto. O encontro terminou no fim da tarde, e eu peguei um voo de volta a Brasília. No dia seguinte, fiz uma reunião com a participação do Wanderson Oliveira e do João Gabbardo. Decidimos expandir o nexo epidemiológico para além da China, porque o vírus já havia se espalhado pela Ásia. Colocamos como alvos a Coreia do Sul, o Vietnã e diversos países da região, num total de oito. Emitimos uma nota técnica informando aos estados e municípios que, se pessoas que tivessem passado por esses lugares chegassem, era preciso monitorar de perto seu estado de saúde.

Aqui vale uma observação: analisávamos os dados mundiais todos os dias justamente para conseguir alimentar com inteligência a capilaridade do sistema de saúde. É o

Ministério da Saúde que indica as perguntas (e protocolos) que as agências de saúde, que estão na ponta, farão aos seus pacientes. Nesse sentido, a rapidez e a relevância das análises do ministério são fundamentais, porque seus reflexos se espalham por todo o país. Também gerávamos relatórios diários do que acontecia aqui, pois isso faz parte do regulamento sanitário internacional. O boletim diário é uma exigência quando há uma pandemia porque é útil para todos. Essa troca de informações é tão fundamental que, se você não compartilha seus números, imediatamente sofre retaliações de outros países. A Coreia do Norte, por exemplo, é considerada um pária porque não se sabe a realidade de seus números. Os europeus, por sua vez, costumam divulgar relatórios muito detalhados.

Poucos dias antes havia se iniciado a crise do cruzeiro de luxo *Diamond Princess*, atracado na costa do Japão, que estava desde o dia 3 de fevereiro em quarentena devido à presença de passageiros que testaram positivo para o novo coronavírus. Os Estados Unidos haviam enviado um helicóptero para resgatar seus mais de quatrocentos cidadãos embarcados, e o caso teve ampla repercussão no mundo todo.

Na sexta-feira, 21, ainda não havia elementos para colocar a Itália ou qualquer outro país da Europa em suspeição, pois os números eram muito tímidos. A Itália, no primeiro dia de Carnaval, tinha acabado de registrar a primeira morte (a segunda na Europa), e, segundo a Ansa, a agência italiana de notícias, havia dezessete casos confirmados no país.[*]

---

[*] Cf. "Itália confirma primeira morte por coronavírus", *G1*, 21 fev. 2020.

Arrumei a mala e parti para o Mato Grosso do Sul, para descansar durante o feriado com a família em minha fazenda, a pouco mais de cem quilômetros da capital, Campo Grande. Lá não pega celular e não tem sinal de internet. A conexão com o mundo exterior fica a cargo de um telefone fixo instalado na sala. Para falar comigo, é preciso saber aquele número, que eu forneço para poucas pessoas, e ainda dar sorte de ter alguém por perto para ouvir o aparelho tocar. Ainda que minha equipe estivesse de prontidão, eu estava desligado do mundo.

No domingo de Carnaval a Itália começou a despertar a atenção do nosso ministério. Se havia apenas poucos casos na sexta, o número saltou para cem em 48 horas* e depois de duzentos para trezentos, e assim por diante. Na segunda-feira, dia 24, eu ainda estava na fazenda quando o Wanderson me ligou para dizer que iria acrescentar a Itália como um dos países que mereciam monitoramento em razão das informações publicadas pelo Ministério da Saúde deles nos últimos dias. Na imprensa, as imagens do navio de cruzeiro quarentenado no Japão** já competiam com as dos bloqueios da polícia na região da Lombardia, no norte italiano, e as do Carnaval brasileiro. Wanderson fez o registro às cinco horas da tarde, horário de Brasília. Às sete horas da noite,

---

* "Itália decreta 'toque de recolher' em regiões onde há casos do novo coronavírus", *G1*, 23 fev. 2020.
** "Com 634 infecções e três mortes, o cruzeiro chegou a representar a maior concentração de casos de coronavírus fora da China", "*Diamond Princess*: Como um cruzeiro de luxo se tornou uma gigantesca incubadora de coronavírus", *O Globo*, 24 fev. 2020.

um brasileiro vindo da Lombardia deu entrada no Hospital Israelita Albert Einstein, em São Paulo. A suspeita era justamente o novo coronavírus.

O homem que foi para o hospital com os sintomas da nova doença tinha 61 anos e morava na capital paulista. Tinha chegado da Itália justamente na sexta-feira de Carnaval. Foi recebido pela esposa no aeroporto de Cumbica, em Guarulhos, e seguiu para casa, de onde não saiu durante o final de semana. Mas no domingo ele organizou um almoço para a família. Trinta e dois parentes compareceram. Na segunda-feira, ele se sentiu mal, teve febre e reclamou de mal-estar. Foi quando procurou ajuda médica. No dia seguinte à internação, o material para teste foi coletado e enviado para o centro de diagnósticos Fleury, em São Paulo. O teste deu positivo. O resultado atestando o novo coronavírus saiu por volta das três da tarde.

Recebi a notícia do Gabbardo, o secretário-executivo do ministério. Notei que havia mais de vinte chamadas de um número de Brasília registradas no meu telefone e quando retornei a ligação ele atendeu dizendo: "Temos o primeiro caso". Arrumei as malas para voltar para Brasília no dia seguinte.

Assim que saiu o resultado positivo para o novo coronavírus no Laboratório Fleury, o paciente foi orientado a ficar em isolamento familiar, assim como todas as pessoas que tiveram contato com ele e aquelas que tiveram contato com essas pessoas também. A vigilância de São Paulo fez rapidamente todo o procedimento de bloqueio. O Fleury, apesar de ser um dos melhores centros de diagnósticos do país, ainda não estava habilitado para testar o novo coronavírus. Determinei, então, que se fizesse uma contraprova no Instituto Adolfo Lutz.

Saí do Mato Grosso do Sul às cinco horas da manhã da quarta-feira de Cinzas e cheguei à capital federal por volta das oito horas. O Instituto Adolfo Lutz confirmou o que a gente já suspeitava, era realmente o primeiro registro do novo coronavírus no Brasil. Após a confirmação, o Ministério da Saúde habilitou o Fleury para também começar a fazer os testes, afinal, a cautela da contraprova era para saber se a técnica que tinha sido usada era a mesma do Adolfo Lutz. Isso estava no nosso protocolo. Nesse mesmo dia, convoquei uma entrevista coletiva para dar a notícia ao país.[*]

Nesse primeiro caso, o paciente foi tratado em casa, em isolamento. Sua esposa foi classificada como caso provável, mas não desenvolveu a doença. Dos 32 parentes que estiveram no almoço de família com o primeiro contaminado, quatro desenvolveram a doença. Esses quatro contaminaram outras seis pessoas. Conseguimos fazer o bloqueio até a quinta fase de contato. Foi um trabalho muito consistente do ponto de vista técnico, porque conseguimos rastrear todos os nexos com uma amplitude bem grande, mas ali já ficava demonstrado que não era um vírus passível de ser conduzido daquela forma. O novo coronavírus, estava claro, tinha uma capacidade de transmissão extremamente rápida.

Naquele dia 26 de fevereiro, o dia do registro do primeiro caso no Brasil, eu parei de fumar. Comecei com o cigarro

---

[*] Cf. coletiva na íntegra em: <www.youtube.com/watch?v=op8PL-WtQuA>.

aos vinte anos e apaguei a última bituca no cinzeiro aos 55. No ministério, eu costumava ir do gabinete até o estacionamento para dar minhas baforadas. Quem queria despachar comigo sabia que eu fumava a cada uma hora e meia, e que aquele era um bom momento para conversar. Mas, quando o novo coronavírus chegou por aqui, pensei: "A situação vai se complicar muito, e o cigarro está me atrapalhando". Foi uma decisão pensada. Substituí o café, que é um gatilho para a vontade de fumar, pelo chá com mel. E fui levando sem crise. Todas as outras vezes em que tentei parar de fumar eu senti muita falta, ficava estressado, irritado, descontava nas pessoas. Mas dessa vez o estresse por causa da crise do novo coronavírus era tão grande que não senti falta. A pandemia me fez esquecer o cigarro.

12

Nesse mesmo dia, 26 de fevereiro, eu também fiz a primeira crítica pública à OMS. Disse que o órgão tinha de afirmar que se tratava de uma pandemia, porque se a OMS não fizesse esse alerta e continuasse determinando que se procurasse caso a caso de pessoas infectadas, estaria impedindo que soubéssemos de fato como se dava a circulação do vírus em caráter global. A crítica não foi bem recebida. Tedros Adhanom, diretor-geral da entidade, respondeu que o vírus ainda poderia ser contido e que não deveríamos usar a palavra pandemia de forma descuidada.*

Quando divulgamos o primeiro caso na quarta-feira de Cinzas, era quase como se confirmássemos aquela máxima de que no Brasil o ano só começa depois do Carnaval. E foi mesmo assim. A sensação era de que toda a imprensa saíra

---

* Cf. declarações em: <https://www1.folha.uol.com.br/equilibrioesaude/2020/02/apos-confirmar-1o-caso-de-coronavirus-ministerio-da-saude-diz-que-ha-20-casos-suspeitos.shtml>. Acesso em: 10 ago. 2020.

definitivamente da "agenda verão", deixando para trás a pauta do Carnaval, e as redações voltaram com tudo. A cobertura das nossas ações passou a ser diária. As coletivas, que já eram frequentadas por órgãos da imprensa que tinham setoristas de saúde — o que, a propósito, é uma coisa que faz muita falta na imprensa brasileira, pois as redações têm enxugado muito a cobertura de saúde —, começaram a contar com a presença de jornalistas de outras áreas, como a de política e a da crônica de Brasília. Eles passaram a acompanhar os boletins epidemiológicos e a imprensa deu início a uma cobertura maior do que a qualquer coisa que a gente tivesse visto antes.

Essa cobertura mais intensiva começou em paralelo ao drama da Itália. O país europeu aprofundou a quarentena, travou a cidade de Milão, depois bloqueou o país inteiro. As imagens de Veneza totalmente vazia, as entrevistas das autoridades em saúde italianas divulgando números cada vez mais altos de mortos, os vídeos que se espalhavam nas mídias sociais de governadores e prefeitos enfurecidos com o desrespeito ao isolamento, tudo isso impressionava. Aquele era o primeiro país ocidental com imprensa e ciência livres, com um sistema de saúde consistente e bom histórico clínico, que entrava em colapso.

A nação que tinha colapsado logo antes da Itália fora o Irã, mas a gente olhava e ponderava: é um país que passou por embargo econômico muito forte, é teocrático, deve ter dificuldades de acesso à informação e ao tratamento médico. O Irã foi o primeiro lugar que mostrou valas abertas para enterros coletivos, enfrentou uma forte crise no sistema penitenciário e decidiu soltar detentos. Houve muitas mortes em Teerã e até um hospital em Bandar Abas, uma das maiores cidades do país, foi incendiado por uma multidão quando se espalhou o rumor de que o governo havia transferido pacientes de covid-19 para lá. Era uma coisa muito impactante, mas quase surreal, porque existia ainda a sensação de que, apesar de o colapso estar acontecendo no Irã, era preciso levar em conta que a realidade do país tinha muitas particularidades. Em outros lugares não seria assim tão grave, imaginávamos.

Na Ásia, onde o vírus começou a se espalhar, os países se prepararam muito, porque sabiam que a origem de várias mutações virais que ocorreram na história recente saíram dali. Isso acontece por causa da insalubridade animal ou por hábitos alimentares que se misturam a uma cultura de animais silvestres em feiras livres. A região tem em seu histórico o surgimento da Sars (sigla em inglês para síndrome respiratória aguda grave) em 2002 e da gripe asiática nos anos 1960. O aparecimento de um vírus sempre tem muito impacto naquela parte do continente. Como a Coreia do Sul sofreu demais em 2015 com a Mers (sigla de síndrome respiratória do Oriente Médio), tinha um plano pronto de biossegurança, estabelecido em função dos riscos a que o país está exposto.

Dá para fazer uma analogia com o preparo contra terremotos, feito pelos países sujeitos a esse fenômeno. No Japão, por exemplo, toda a sociedade é orientada sobre como agir em situações de tremores de terra, das crianças aos idosos, e as empreiteiras fazem edifícios pensando nessas condições extremas. Em países como o Brasil, onde não há terremotos de grande escala, esse é um risco desprezível. Então, se acontecer um tremor de terra de grandes proporções aqui, nossas construções não estão preparadas, as pessoas não vão saber o que fazer durante a emergência.

Portanto, quando o novo coronavírus chegou aos países asiáticos, a questão se restringia a analisar as características do vírus e como ele poderia afetar uma região que tem histórico de preparação para isso. Mas, ao entrar em Teerã, a doença derrubou todo o sistema. Ao atingir a Itália, que não tem um vírus novo há séculos, a covid-19 também colapsou o sistema de saúde. E isso, claro, gerou uma maior preocupação mundial.

Nesse momento, a OMS e a China já falavam que a única forma de evitar o colapso dos sistemas de saúde era o isolamento social. A Itália não tinha feito isolamento — a vida seguia como sempre, com jogos de futebol, ruas lotadas e o comércio aberto — e estava pagando um alto preço. Portanto, já entendíamos, naquele momento, que estávamos lidando com um vírus respiratório competente e de transmissão rápida. Quando o vírus chegou à França, o sistema de saúde também começou a enfrentar problemas. Em seguida, foi o da Alemanha.

Na questão da saúde, o Brasil tem uma relação histórica com a Inglaterra. Mantemos uma troca de informações constante com o sistema de saúde de lá, com as academias inglesas, com o Imperial College, um centro de referência nas questões epidemiológicas. Naquele momento, buscamos saber como eles estavam vendo a crise no mundo e, sobretudo, na Europa continental. Até aquele ponto, a Inglaterra tinha adotado a posição de não paralisar as aulas, por exemplo. Havia a orientação de fazer um distanciamento social de dois metros, mas era apenas uma recomendação. Depois de cerca de uma semana, quando os ingleses fizeram a revisão dessa posição, os sistemas de saúde da Itália e da França já tinham caído, os números da Espanha subiam vertiginosamente, os da Alemanha subiam, assim como os da própria Inglaterra. Em questão de dias, a Europa praticamente toda foi mudando o seu entendimento sobre a doença.

Aos poucos, o mundo percebia a gravidade do problema. Apenas os Estados Unidos se mantinham na mão contrária. As ações de Donald Trump eram muito questionáveis. Ele retirou, da linha de frente do combate à disseminação do novo coronavírus, Robert Redfield, diretor do Centro de Controle e Prevenção de Doenças (CDC). Historicamente, é o CDC quem fala pelo sistema de saúde norte-americano. O foco do Centro é a vigilância sob a ótica da defesa — suas preocupações são com o bioterrorismo e as doenças infecciosas que possam ameaçar os norte-americanos. Como disse antes, em 2019, eu havia visitado o CDC e conversado com Redfield sobre uma possível parceria para montarmos um laboratório NB4 no Brasil. Eles estavam discutindo a implementação de dezesseis NB4 completos no mundo, e eu achava que uma parceria poderia ser muito proveitosa.

Quando Trump tirou o CDC da condução das medidas de prevenção e combate à covid-19 e colocou em seu lugar o vice-presidente Mike Pence, deu um tom político ao contexto, sinalizando que o novo coronavírus representava uma ameaça menor do que a estimada, e que os Estados Unidos já tinham os caminhos para uma solução. Nós, olhando daqui do Brasil, ficamos com a impressão de que os norte-americanos tinham uma vacina ou algum remédio. Afinal, o sistema de saúde chinês havia caído e o europeu estava sendo derrubado em efeito dominó. Mas Trump seguia insistindo na versão de que o problema era perfeitamente administrável e que superariam a crise com facilidade. É claro que os olhos do mundo se viraram para os Estados Unidos, curiosos para saber se havia uma solução que desconhecíamos. Anthony Fauci, diretor do Instituto Nacional de Alergia e Doenças Infecciosas e epidemiologista consultor da Casa Branca, frequentemente divergia de Trump, corrigindo-o publicamente sobre as diretrizes de combate à pandemia e, com isso, conquistando o apoio de muitos norte-americanos. A imprensa aqui no Brasil, mais tarde, chegou a publicar manchetes como "Trump também tem seu Mandetta",* justamente pelos impasses públicos que surgiam entre o presidente e o epidemiologista, que estava há 36 anos trabalhando para o governo norte-americano, tendo sido consultor de Ronald Reagan a Barack Obama. Então, numa guinada, Trump recuou e colocou os médicos de volta no comando.

* Título da matéria publicada no *G1*, 7 abr. 2020.

13

No Brasil, a partir do primeiro caso, as entrevistas coletivas passaram a ser praticamente diárias. Eu procurava só participar quando havia algum acontecimento de maior relevância. Deixava sempre o Wanderson e o Gabbardo à frente, sabendo que o processo de personalização que forçosamente ocorreria poderia ter desdobramentos políticos e incomodar o presidente Jair Bolsonaro. Ele ficaria aborrecido se um ministro ganhasse muita evidência em seu governo. Mas os casos foram se agravando, e logo apareceram as primeiras ocorrências no Rio de Janeiro e no Nordeste.

O número de jornalistas nessas coletivas também continuou aumentando. A cobertura da principal cadeia de comunicação brasileira, a TV Globo, mudou de padrão: o assunto novo coronavírus tomava quase todos os blocos do *Jornal Nacional*. As coletivas eram sempre realizadas às cinco da tarde com o boletim epidemiológico de casos suspeitos e casos confirmados. Passamos a consolidar os números dos estados e isso passou a ser a matéria-prima das reportagens, sempre veiculadas com tempo generoso. Jornalistas de todos os noticiários se acotovelavam no local reservado para a coletiva, dividindo espaço com os cinegrafistas. Contavam-se pelo menos dez câmeras ali dentro. Até que chegou o momento em que tivemos de impor alguns limites.

Ficou decidido que o canal oficial do governo iria gravar todas as entrevistas e depois disponibilizá-las à imprensa. As perguntas poderiam ser enviadas por meios eletrônicos durante o dia ou mesmo de forma presencial, contanto que houvesse pouca gente no local. Começávamos a adotar medidas de biossegurança para nós, do ministério, e para eles.

Passamos a pensar em medidas para evitar ao máximo que a nossa equipe fosse contaminada, o que significaria um dano ao trabalho do ministério. Ficou decidido que, se o ministro adoecesse, quem falaria pela pasta seria o médico João Gabbardo, secretário-executivo, e o número dois na hierarquia. Mas e se o Gabbardo adoecesse? Defini que o terceiro na cadeia de comando seria o Wanderson Oliveira, diretor de Vigilância em Saúde. Todas as secretarias também tiveram que definir pelo menos três substitutos naturais dos secretários. Essas pessoas deveriam saber integralmente a política que estava sendo adotada.

Definimos protocolos de prevenção. Não se podia fazer nenhuma reunião com distanciamento inferior a três metros. Cada integrante da equipe teria equipamentos e objetos de uso pessoal exclusivos, como copos e canetas. Entendemos que o terno e a gravata poderiam ser fatores de risco, porque normalmente você não lava um terno todos os dias. Aquela roupa poderia ser um veículo de contaminação. Então decidimos furar o protocolo, para que as pessoas pudessem fazer a higiene de suas roupas diariamente. Foi quando adotamos os coletes de trabalho, que eram do nosso comitê de emergência. Aquele colete azul com o símbolo do SUS virou uma marca. Todo mundo tinha dois. Assim, enquanto um estava sendo usado o outro ia para a lavanderia. O colete entrou em cena justamente quando a imprensa começou a cobrir de maneira mais intensa as ações do ministério, e acabou passando um recado importante naquele momento: era um símbolo da defesa ao sistema único e universal de saúde pública.

Decidi que meu motorista iria ficar em casa com a família. Ele tinha setenta anos e seria um contrassenso que eu, que pedia para as pessoas de idade se recolherem em suas residências, andasse para cima e para baixo conduzido por um septuagenário. A partir de então, quando havia uma reunião com o presidente Bolsonaro, eu fazia o trecho do Ministério da Saúde até o Palácio do Planalto a pé. Sempre gostei de andar, e aquele passou a ser um tempo para pensar um pouco. Normalmente íamos eu e Wanderson. Mas a imprensa descobriu nosso novo hábito e passou a nos filmar. A caminhada saiu na TV, e pôs fim à hora que eu tinha para refletir e respirar um pouco.

E se, apesar de todo o protocolo de prevenção, ainda assim eu e meus auxiliares nos contaminássemos? Essa questão começou a me preocupar com muita força. Meu trabalho consistia em muitas reuniões em salas fechadas, ao lado de gente que circulava muito. Em tese, eu teria que ir para o isolamento, dada a quantidade de gente com quem tinha me encontrado. Então tivemos uma longa discussão sobre o que fazer em caso de suspeita e confirmação. Firmamos um pacto: a quarentena seria feita dentro do prédio do Ministério da Saúde. Solicitei que o local que era usado como creche para os funcionários fosse adaptado para um espaço de quarentena. Chamei o pessoal da mobília interna do ministério e começamos a fazer as alterações. A creche tinha muitas divisórias, que foram retiradas para criar um posto de enfermagem para a coleta de exames e seis quartos com cama, frigobar e banheiro. Se alguém fosse contaminado, ficaria confinado em um desses quartos e não exporia a família. E, se não apresentasse sintomas mais graves, continuaria trabalhando. Era um ambiente seguro, localizado numa área afastada do restante do prédio. Em caso de complicações, uma ambulância levaria a pessoa imediatamente para o hospital.

Felizmente, a área não precisou ser usada nem por mim nem por ninguém da minha equipe.

14

O Palácio do Planalto vivia como se o novo coronavírus não existisse. No dia 4 de março, ocorreu a cerimônia de posse da atriz Regina Duarte como secretária de Cultura. Fui convidado e compareci ao evento. O que presenciei foi um completo desprezo pelas medidas de prevenção contra o vírus.

    A cerimônia foi extremamente concorrida, com a presença de deputados, senadores, ministros e alguns artistas globais. A presença das celebridades atraiu muita gente para tirar fotos juntos, se abraçando. No meio de tudo estava o presidente Jair Bolsonaro fazendo selfies, distribuindo abraços e falando ao ouvido das pessoas.

    Essas conversas ao pé do ouvido me preocupavam muito. São uma mania dos políticos. Eles contam segredos baixinho um para o outro, com cuidado para ninguém escutar. O problema é que o ouvido é uma baita porta de entrada para o novo coronavírus. A cada vez que uma pessoa vinha na minha direção, eu dizia que era melhor tomar uma distância de dois metros, e não cumprimentava com aperto de mão. Naquela época, tinha aparecido na TV uma moda de cumprimentar batendo o pé na sola do sapato do outro. Alguns deputados faziam aquilo de um modo jocoso, debochado mesmo. Até achei engraçado no começo, mas depois de um tempo aquilo foi me dando pânico — era um símbolo do quanto eles não levavam o vírus a sério.

O festival da falta de cuidado na posse da Regina Duarte não era uma coisa excepcional. Havia um descompasso entre o grau de entendimento da equipe do Ministério da Saúde sobre a dramaticidade do momento e o restante do governo. No Palácio do Planalto parecia não existir a consciência de que estávamos sob o risco de uma doença infecciosa. Para se ter uma ideia, não havia sequer um frasco de álcool em gel no gabinete do presidente da República. Quando eu ia despachar com o Bolsonaro, levava o álcool em gel do Ministério da Saúde. Somente depois de muita insistência colocaram ali um frasquinho, que mal era utilizado.

A sala do presidente era um entra e sai sem cerimônia. Eu presenciava isso o tempo todo. Bolsonaro é um homem de muito contato físico, muito abraço, muito cumprimento, muito aperto de mão. Eu alertava o ministro Augusto Heleno, titular do Gabinete de Segurança Institucional, sobre o risco que todos estavam correndo. Dizia insistentemente que era necessário tomar medidas de precaução para que não houvesse contágio no primeiro escalão do governo, mas o Heleno respondia que o vírus estava distante de nós, que não era bem assim... Meus alertas entravam por um ouvido e saíam pelo outro. A verdade é que ninguém do entorno do presidente estava acreditando no risco de contágio, até que veio a viagem do presidente Bolsonaro aos Estados Unidos, em 7 de março.

A comitiva contava com autoridades como ministros de Estado, senadores, secretários. Oficialmente eram 22 nomes, mas o número total era maior, se contarmos com técnicos, assessores e outros políticos que foram aos Estados Unidos em voos comerciais. Chegaram a me perguntar se eu iria, mas eu disse que tinha muito o que fazer no ministério e não poderia me ausentar. A verdade é que eu jamais participaria de uma viagem dessas. Integrar aquela comitiva significava pegar um avião com destino à Flórida, que a gente sabia que estava cheia de casos positivos para o vírus. Era um lugar de alto risco, um destino turístico cheio de infectados. Os Estados Unidos estavam começando a escalada de casos — no dia 6 eles tinham 77, no dia 12, 393; no dia 19 já eram 3948 e no dia seguinte 5417 —, e essa foi a semana em que o presidente Donald Trump parou de defender uma vida normal, sem restrições.

Bolsonaro manteve essa agenda porque havia sido marcada uma reunião com o presidente Donald Trump em sua casa de campo particular. Quando estavam fazendo os preparativos para a viagem, falei para organizarem um sistema de segurança biológica. Insisti muito para que usassem máscara, levassem álcool em gel. Reforcei que era essencial guardar distância uns dos outros, afinal iria muita gente. Questionei quem tinha treinado os seguranças para aquela realidade que o mundo estava enfrentando. Mas não me ouviram. Foram para os Estados Unidos encontrar com o Trump como quem vai numa excursão para a Disney. Embarcaram sem nenhum tipo de cuidado.

Ficaram lá cinco dias. Foram e voltaram todos no mesmo avião. Veio a informação de que, antes de embarcar para o retorno ao Brasil, o chefe da Secretaria Especial de Comunicação Social, Fábio Wajngarten, estava com febre e tosse. Ainda assim, ele viajou no mesmo avião da comitiva. Ele chegou a São Paulo e foi direto para o Hospital Albert Einstein. Então, liguei para o general Braga Netto, ministro da Casa Civil, para saber que informações eles tinham. Queria saber detalhes sobre a presença do secretário de Comunicação no voo e quem tinha tido contato com ele. Mas a resposta foi evasiva. Braga Netto disse que Wajngarten não tinha nada e que tudo não passava de fofoca da imprensa.

Em 11 de março, a OMS convocou a imprensa e decretou, enfim, a pandemia do novo coronavírus. Oficialmente, a covid-19 havia se tornado um problema do mundo todo, mas na prática meu dia a dia já estava completamente tomado pela organização de ações que pudessem controlar a epidemia no Brasil. Minha agenda, além das reuniões diárias para a análise dos números e coletivas, incluía conversas com diretores e representantes de entidades, comissões, organizações, deputados, senadores, membros do governo, e não só da área da saúde. Esse era, afinal, um problema que afetava a todos.

Neste mesmo dia 11, Fábio Wajngarten colheu material para testar se estava infectado. No dia seguinte, o jornal *Folha de S.Paulo* noticiou que Sophie Wajngarten, esposa de Fábio, anunciara em um grupo de WhatsApp que o marido havia testado positivo para o novo vírus. O secretário de início negou a informação, mas o fato é que a covid-19 havia chegado ao primeiro escalão do governo Bolsonaro.

Os senadores Jorginho Mello e Nelson Trad foram correndo me procurar, preocupados de terem contraído a doença porque estavam na comitiva. Eu disse a eles que observassem sintomas e se isolassem, e mantive distância dos dois. Na minha sala havia uma poltrona exclusiva para mim, que ficava a uns três metros de distância dos outros assentos, justamente para tentar me proteger.

Nesse contexto, fui convidado, nesse mesmo dia 11, para ir à Câmara dos Deputados falar sobre o novo coronavírus e o problema da epidemia no Brasil, entre outras coisas. Os deputados estavam todos em plenário. Quando vi aquele cenário, pensei: "não entro ali nem morto". Político adora se abraçar, pegar, falar de pertinho. Eles estavam completamente alheios ao que acontecia. Claro que acompanhavam os noticiários, mas talvez achassem que o problema não iria atingi-los.

Essa audiência pública contou com a participação de várias pessoas, como a presidente da Fiocruz, Nísia Trindade Lima, a deputada Carmen Zanotto, relatora da Comissão Externa que acompanharia as ações de prevenção ao novo coronavírus, Alexandre de Menezes Rodrigues, representante do Conselho Federal de Medicina, Tayse Brandão Figueiredo, representante da Infraero. A reunião deveria ocorrer no Plenário da Câmara dos Deputados, ambiente mais amplo e com maior visibilidade, mas de última hora foi transferida para um Plenário de Comissão, pois o presidente do Congresso havia convocado uma sessão no mesmo horário e lugar.

Evidentemente os deputados queriam saber o que significava o anúncio feito pelo diretor-geral da OMS. Falei que significava que havia alta capacidade de presença e transmissão sustentada do vírus em vários continentes, e que eu considerava tardia a classificação feita pelo órgão. Mas ressaltei que não havia motivos para pânico. Naquele momento, tínhamos apenas 69 casos confirmados e nenhuma morte. No restante do mundo, os Estados Unidos suspendiam a entrada de pessoas vindas da Europa, a Itália fechava o comércio e destinava 25 bilhões de euros para o combate à epidemia e o financiamento a empresas e empregados afetados por ela, a Polônia — com 26 casos confirmados — fechava todas as escolas, e eventos culturais haviam sido cancelados ou adiados em todos os lugares.

15

Concomitantemente à reunião sobre o novo coronavírus, a Câmara havia convocado uma sessão para votar o reajuste do BPC, o Benefício de Prestação Continuada, que é pago pelo governo federal a idosos e pessoas com necessidades especiais com a função de garantir as condições mínimas de uma vida digna. O aumento no pagamento causaria um impacto nas contas públicas de 20 bilhões de reais.

Eu tinha chegado ao Congresso à uma e meia da tarde e só terminei o que tinha para fazer por volta das dezoito horas. Eu havia me programado para sair e pegar um voo para o Rio de Janeiro, onde veria como estava o sistema de saúde, que me preocupava muito. Eu tinha uma conversa agendada com o secretário estadual de Saúde Edmar Santos no dia seguinte.

Meu voo estava marcado para as oito e meia da noite, mas quando eu estava a caminho do aeroporto tocou meu celular. Era o Braga Netto, da Casa Civil, perguntando se eu poderia voltar para a Câmara porque o ministro da Economia, Paulo

Guedes, havia marcado uma reunião de emergência com o presidente do Senado, David Alcolumbre, e o presidente da Câmara, Rodrigo Maia, e mais alguns deputados e outras lideranças, para pedir a reconsideração da votação do BPC pela gravidade para as contas públicas. Eu disse ao Braga Netto que voltaria. O carro já estava subindo a rampa do aeroporto quando pedi ao motorista que desse meia-volta para retornar ao Congresso

Cheguei à Câmara e fui direto ao plenário da CCJ, a Comissão de Constituição e Justiça, que analisa a constitucionalidade de tudo o que é votado naquela Casa. Estava superlotado. A imprensa, que havia sido proibida de acompanhar a sessão, estava aglomerada ao lado da porta de vidro e, como não poderia haver filmagens, os jornalistas se acotovelavam para conseguir as melhores imagens. E, fiquei pasmo, estava lá também o senador Nelson Trad. Meu temor não se mostrou injustificado, dois dias depois ele testou positivo para o novo coronavírus. Foi o primeiro senador a contrair a doença.

Sentei-me à mesa com Rodrigo Maia, David Alcolumbre, Paulo Guedes, o presidente do Banco Central, Roberto Campos Netto, o ministro Luiz Eduardo Ramos, chefe da Secretaria de Governo, e o ministro-chefe da Secretaria-Geral da Presidência da República, Jorge Antonio de Oliveira Francisco.

A reunião começou com a fala de Rodrigo Maia, depois veio a de David Alcolumbre, e então deram a palavra ao Roberto Campos Netto, que expôs, sob a ótica do Banco Central, as preocupações que tinha. Na equipe econômica do governo, só Roberto Campos conversava comigo sobre os impactos do novo coronavírus na economia. Paulo Guedes demonstrava profundo desinteresse sobre o assunto. Naquela reunião, foi a primeira vez que ele me ouviu explicar o que era o vírus. Até então, ele vinha se pautando nas informações do Ministério da Economia e ignorando as do Ministério da Saúde, que era quem tinha os dados sobre uma pandemia que iria impactar fortemente a vida econômica do país.

Quando me deram a palavra, expliquei o que era o vírus, os problemas que o nosso sistema de saúde enfrentaria e as dificuldades de compra de equipamentos hospitalares da China, nosso maior fornecedor nessa área. Usei gráficos para mostrar como estavam se comportando os outros países, indicando a escalada da doença, o colapso dos sistemas de saúde, o colapso do sistema funerário. Também pedi que redirecionassem para a Saúde parte do orçamento aprovado no ano anterior para as emendas individuais de deputados e senadores. Assim eu poderia redistribuir a verba entre os estados e municípios para que investissem em compra de medicamentos e materiais e em suas unidades básicas de saúde, aumentando o número de leitos em unidades de terapia intensiva, por exemplo. E consegui, vieram dessa reunião os primeiros 5 bilhões de reais em crédito extraordinário para o Ministério da Saúde.

Foi só quando acabei de falar que me dei conta de que a assistência era um pouco diferente. Na parte da tarde, estavam presentes os deputados ligados ao tema da saúde, que conhecem o assunto. Nessa reunião da noite, estavam os líderes de todos os partidos e mais outros senadores e deputados. Pela primeira vez, a dura realidade de uma pandemia estava sendo explanada por um integrante do governo. É claro que os parlamentares acompanhavam o que ocorria pela imprensa, mas ainda não tinham escutado alguém de dentro explicar para eles a situação com toda a clareza e possíveis desdobramentos.

Após minha participação, veio a fala do Paulo Guedes, que não estava ali para falar de pandemia. Ele queria discutir o efeito do reajuste do BPC. Antevi, pela minha experiência na Câmara, que assim que o Guedes acabasse de falar as perguntas viriam para mim e ele seria massacrado. Ele tinha ido até o Congresso para reclamar de uma votação que tinha acontecido uma hora e meia antes. Era um lugar conflituoso e ele desconsiderou o impacto das notícias que eu levava. Em minha opinião, faltou ao Guedes a capacidade de fazer uma leitura política do momento, pois ele não percebeu o que estava acontecendo. Aquela era uma das poucas vezes em que eu via o Congresso colocando o aspecto social na frente do econômico. Tanto é que, da quase totalidade dos projetos criados para amenizar os impactos da pandemia — como o auxílio financeiro —, a maior parte veio do Congresso. De cada dez medidas de impacto social, nove se originaram no Congresso, não no Executivo.

Essa dificuldade de fazer a leitura política não era exclusiva do Paulo Guedes. O governo Bolsonaro reunia um corpo de ministros que nunca havia exercido um mandato, com exceção do Marcelo Álvaro Antônio (ministro do Turismo), Onyx Lorenzoni, Tereza Cristina e eu.

Comuniquei então aos ministros Jorge Oliveira e Luiz Eduardo Ramos e ao presidente do Banco Central, Roberto

Campos Netto, que estavam ao meu lado, que era melhor eu ir embora para que, de alguma maneira, as perguntas ficassem concentradas na economia, já que a razão da reunião era o orçamento do governo. (Campos Netto foi quem mais estudou sobre os impactos do novo coronavírus na economia. Ele sempre me ligava, estudava gráficos de outros países, tinha uma clareza imensa do que estava acontecendo.) Pedi licença a Rodrigo Maia e David Alcolumbre, saí e aconteceu exatamente o que eu previra.

Quando Paulo Guedes acabou de falar, os líderes e deputados presentes disseram que estava ali um ministro da Economia que não havia entendido nada da crise sanitária que se atravessava. Guedes ficou profundamente irritado, inclusive comigo. Passou a tratar aquilo como se fosse, de alguma maneira, uma armadilha preparada pelo Maia e pelo Alcolumbre contra ele. E eu sabia que ficara parecendo que eu estava no conluio, como se eu tivesse alguma coisa a ver com aquelas votações.

No fim, a reunião terminou mal para a economia, mas destravou o olhar do Congresso Nacional para a pandemia. Isso fez com que, já nos dias seguintes, os parlamentares deixassem Brasília para voltar a seus estados de origem, com medo da pandemia. Tive de ir às casas do Rodrigo Maia e do David Alcolumbre para solicitar que não fechassem o Congresso, pois a vontade deles era suspender os trabalhos e fazer um recesso prolongado.

A Câmara brasileira é uma das mais abertas do mundo. Num dia de sessão intensa, que atrai vários segmentos da sociedade e imprensa, chegam a passar 20 mil pessoas por ali. Nos outros países, é praxe um certo distanciamento do parlamentar com outras pessoas. No Brasil não é assim, não há barreiras de segurança. Falar em biossegurança, então, é impraticável.

Falei aos dois que precisaria demais da Câmara e do Senado funcionando para poder enfrentar a crise que se avizinhava. Ponderei que ter o Congresso fechado durante uma situação emergencial daquela envergadura passaria uma mensagem muito ruim para a sociedade brasileira. Embora eu entendesse que a faixa etária do Senado fosse muito alta, argumentei que deveriam criar alternativas, fazendo as sessões por videoconferência, ou que deixassem alguns senadores mais jovens em Brasília para manter o Parlamento funcionando. E falei que queria conversar também com o presidente do Supremo, Dias Toffoli, para fazer o mesmo apelo. Na Suprema Corte, o problema é parecido com o do Senado. Todos têm faixa etária elevada e de extremo risco. Marcamos, portanto, uma reunião com Toffoli para a segunda-feira, 16 de março.

Enquanto isso, o Ministério da Saúde, que já tinha traçado um plano de contingência para os estados e municípios, começava a alertá-los de que deveriam ficar atentos aos números de casos de sua região. Recomendamos o cancelamento de qualquer evento que reunisse grande número de pessoas, a intensificação da limpeza em estabelecimentos comerciais e a adoção maciça de álcool em gel, o cancelamento de viagens, a suspensão de aulas e a adoção do teletrabalho para as empresas. E que estivessem sempre monitorando a taxa de ocupação dos leitos de suas UTIs.

16

Ainda nessa semana da confirmação de que Fábio Wajngarten estava infectado, o presidente foi colocado em quarentena pelo Ministério da Saúde. Afinal, ele estava no mesmo avião que o secretário doente. Toda a comitiva recebeu a recomendação de ficar em isolamento pelo período de catorze dias, até ser confirmado se tinham contraído o vírus ou não. Para eles foi muito difícil acatar, porque nunca se preocuparam com esse tipo de coisa. Então, imagine pegar toda a comitiva e falar assim: a partir de agora vocês todos ficarão em casa. Eles não haviam se preparado para absolutamente nada. Foi quando começou uma discussão sobre como o presidente teria que se comportar.

O fato é que Bolsonaro vinha convocando uma manifestação em todo o território nacional para o domingo, 15 de março. Seria um movimento contra o Congresso, por causa de um entendimento que ele tinha de que o Parlamento havia usurpado o orçamento federal. A briga era pela utilização de uma fatia de aproximadamente 15 bilhões do orçamento.

Resumidamente, a questão tem a ver com a lei das emendas impositivas (ou emendas parlamentares individuais de execução obrigatória). Quando um parlamentar indica determinada receita para a sua base ou seu estado, o Executivo não pode vetar ou não pagar. Não pode haver contenção de despesa a não ser que esta ultrapasse o teto de gastos, seja tecnicamente injustificada ou infrinja alguma lei. Antes não era assim: a verba só era liberada para quem votava com o governo, pois era necessária sua aprovação. As emendas impositivas então mudaram o jogo. Os parlamentares viram uma chance de autonomia e isso gerou avanços dentro do Parlamento no que se refere à execução do orçamento. Foram sendo criadas emendas a essa lei, para que o Parlamento tivesse mais poder na execução do orçamento. Em 2019, devido à desarticulação do governo, a Comissão Mista de Orçamento (CMO) deliberou que 15 bilhões poderiam ser utilizados de maneira discricionária, ou seja, em função da vontade política. Esse fato agora servia de estopim para que o presidente convocasse uma manifestação popular. Era como se a votação fosse recente, mas não era, havia ocorrido meses antes. Nesse caso, a ira do presidente foi construída, um pretexto para levar o povo às ruas.

Bolsonaro fez sua convocação e, na época, tinha muito cacife. Os militantes queriam apoiar o presidente, e ele queria manifestantes na rua. Mas o general Heleno começou a bater na mesma tecla das aglomerações, insistindo que ele pedisse ao povo para não se manifestar, que o protesto seria uma bobagem, que era desnecessário porque ele já tinha o povo ao seu lado, e assim por diante. Bolsonaro concordou, mas vetou qualquer fala sobre a proibição dos protestos.

Fui então chamado ao Palácio da Alvorada,* onde ele estava em isolamento, para gravar um vídeo com ele para sua *live* semanal. A ideia era reforçar para a população as instruções básicas de cuidado com a saúde, ou pelo menos era esse o combinado.

Apareci com máscara, levando álcool em gel, mas a intérprete de libras estava sem máscara. Falei que estava errado estarmos de máscara, mas a intérprete ficar ao nosso lado sem. Não é porque ela não fala que não precisa usar máscara, argumentei. A resposta do Bolsonaro foi que não daria para fazer leitura labial com o rosto semicoberto, que o recado não era dado só com as mãos. Insisti, dizendo que então seria melhor fazer sem ela, que se usasse um letreiro, legendas, o que fosse. Bolsonaro argumentou que a intérprete de libras era uma exigência da primeira-dama, Michelle. No final, fizemos com ela de máscara, só usando as mãos para os sinais de libras. Deve ter ficado mais difícil para os portadores de deficiência auditiva entenderem, mas não havia outra forma de fazermos aquilo naquele momento.

Fiquei ali sentado ao lado dele para a gravação, o que me incomodou muito, porque eu achava que aquela era uma ótima oportunidade para passar a mensagem de que era importante não haver aglomeração. Mas a única coisa que ele falou foi: "Pessoal aí da movimentação de domingo, é melhor a gente não fazer por causa do coronavírus". Foi a única

---

* *Live* do dia 12 de março de 2020.

coisa, bem curta. Então passou a falar de outros assuntos, e eu ali, do lado dele. Desnecessária a minha presença, eu só tinha ido porque achei que iria falar da necessidade de confinamento. Eu havia dito ao presidente que o assunto era grave, que os casos iriam aumentar e haveria muitas mortes. Mas ele passou perifericamente pelo assunto.

Nos dias seguintes, os casos foram aumentando. Muitos governadores já tinham inclusive começado a orientar as pessoas a não saírem de casa. No domingo, 15 de março, Bolsonaro saiu do isolamento. Recebi um telefonema do major Cid, chefe de gabinete dele, dizendo que o presidente havia decidido cumprimentar os manifestantes na frente do Palácio e que seria bom que eu fosse com ele. Respondi: "Se ele decidiu, ele que arque com as consequências. Você quer que eu faça o quê? Eu sou o ministro da Saúde, não tenho o que fazer ali".

Sabendo que não contaria com a minha presença, o chefe de Gabinete chamou o presidente da Anvisa, o almirante Antonio Barra Torres, indicado para o cargo no final de 2019. Torres foi para o ato, o presidente cumprimentou as pessoas, apertou as mãos dos manifestantes mais próximos, justamente num momento de enfrentamento com o Congresso Nacional. Aquilo foi transmitido para o Brasil inteiro. Muitas pessoas se sentiram incomodadas, porque já estávamos falando para a população não criar aglomerações. O governador de Goiás, Ronaldo Caiado, teve uma discussão áspera com manifestantes na rua e fez um discurso dizendo que já fora apoiador do Bolsonaro, mas que agora vivíamos um caso de saúde pública. Mandou as pessoas irem para suas casas, dizendo que não queria aquele tipo de manifestação em Goiás. Caiado é médico de formação, e sabia dos riscos que elas estavam correndo.

Foi a partir daquele domingo, dia 15, que duas mensagens começaram a circular juntas, uma se contrapondo à outra. O Ministério da Saúde indicava um caminho, e o presidente enviava uma mensagem no sentido oposto, a de não respeitar as orientações do seu próprio ministério. Antes já havia essa resistência, mas não era pública. Para se ter uma ideia do clima de tensão entre o Bolsonaro e o meu ministério, o presidente não deixou que publicássemos recomendações sobre sepultamentos no caso de transmissão sustentada do novo coronavírus numa cidade. Segundo ele, o tema era mórbido demais. Insisti que isso iria causar o colapso funerário. Os estados precisavam saber com antecedência o que fazer nesses casos. Expliquei que não poderia mais haver velório, que teriam que ser usados dois sacos pretos para envolver o corpo, e que a recomendação seria conceder apenas duas horas para a família dar adeus com caixão lacrado. Disse a ele que essas diretrizes precisavam ser determinadas com clareza, porque era um momento muito duro para as famílias. Mais tarde, transformei essas diretrizes em uma recomendação, que os estados prontamente adotaram em suas respectivas ordens do sistema funerário.

Durante um bom tempo tentei achar explicações para o fato de o presidente da República negar a gravidade da covid-19. Cogito que tenha sido um fator psicológico. Diante da notícia ruim, que é um tipo de luto, Jair Bolsonaro entrou na fase da negação.

17

Quase fiz psiquiatria. Cheguei a cursar um ano antes de decidir mudar minha especialidade e seguir os estudos de ortopedia. O luto é um assunto que a gente estuda, e vi semelhanças entre as fases desse sentimento com as reações de Bolsonaro. Suas primeiras atitudes, como a de declarar que a pandemia nada mais era que uma gripezinha, podiam ser vistas dessa forma, como um modo de lidar com a perda ou com algum acontecimento de grande impacto.

Quando uma pessoa recebe uma notícia ruim, como ouvir do médico que está com um câncer, um diagnóstico de leucemia ou outra doença com índice de mortalidade muito elevado, entra em choque. O médico diz que é preciso fazer um tratamento, traçar uma conduta. Mas a pessoa, ainda sob o impacto da notícia, não consegue assimilar completamente as informações. Então sai do consultório e, normalmente, quando chega em casa, divide a notícia com alguém do seu círculo mais íntimo. Relata o que ouviu para o pai, para a mãe, a mulher ou seus filhos. Precisa confidenciar. Ninguém consegue receber uma notícia tão dura sem externá-la para alguém de confiança. Quem escuta, até numa tentativa de ajudar, geralmente aconselha a pessoa a procurar uma segunda opinião. É da natureza humana fazer isso. E quem está abalado se convence de que receberá outro veredito. É a fase da negação da notícia. Alguém indica outro especialista que já tratou alguém conhecido, ela arruma o dinheiro para a consulta, se prepara, chega cheia de esperança, mas o novo médico confirma o diagnóstico. Ela então sofre um novo baque.

O passo seguinte é a raiva. A pessoa tem raiva de quem deu a notícia. Ela tem raiva de Deus, se pergunta "por que comigo?", se consome pensando "sou uma pessoa honesta, trabalho, não faço mal para ninguém, tanta gente ruim, tanto bandido, eu tenho filho pequeno, mulher, minha mãe depende de mim". A pessoa fica com raiva da doença, mas nesse momento ela não nega mais, só tem raiva.

Depois da raiva, ela vai para a fase do apelo. O doente faz promessa, apela para a fé, para o sobrenatural, busca um milagre. É o caso do Bolsonaro. Primeiro, ele negou a gravidade da covid-19, falando que era "só uma gripezinha". Depois ficou com raiva do médico, ou seja, de mim. Depois partiu para o milagre, que é acreditar na cloroquina.

A quarta fase é a reflexão. A pessoa fica reflexiva. E só a quinta fase é produtiva, seja qual for o desfecho. As primeiras quatro não acrescentam nada para o processo de tratamento ou superação do impacto. E o Bolsonaro entrou na negação, passou pela raiva, apostou no milagre e, imagino, vai entrar na reflexão. Se ele terá uma fase proativa, só o tempo vai dizer.

18

Na segunda semana de março, o navio de cruzeiro *Silver Shadow*, com 318 passageiros e 291 tripulantes a bordo, foi colocado em isolamento assim que atracou no porto do Recife. Um de seus passageiros, um homem de 78 anos residente no Canadá, apresentou sintomas semelhantes aos causados pelo novo coronavírus. Tinha febre, tosse e dificuldade de respirar. Ele foi encaminhado a um hospital particular na capital pernambucana e testou positivo para a doença. Mais de seiscentas pessoas foram mantidas sob isolamento em suas cabines.

O problema mobilizou a cúpula do Ministério da Saúde. Teríamos que encontrar uma solução segura e rápida para desembarcar aquelas pessoas sem gerar uma comoção, como aconteceu com o navio de cruzeiro quarentenado no Japão, que ficou atracado no porto de Yokohama por catorze dias e ganhou o apelido de "incubadora de coronavírus". Não havia como descer seiscentas pessoas com suspeita de covid-19 de uma só vez no Recife, e não tínhamos uma área tão extensa e com infraestrutura adequada para mantê-las em isolamento com o mínimo de conforto e segurança.

Reuni-me com Gabbardo e Wanderson para discutir uma saída para o problema. Durante horas nos dedicamos a traçar uma estratégia e no final encontramos uma solução que foi usada como referência no desembarque de contaminados em navios.

Quando se descobre um passageiro contaminado, geralmente todos a bordo têm de permanecer no navio em regime de quarentena. Uma embarcação é uma caixa fechada, e o vírus se mostrou muito competente nessas situações. É difícil cumprir medidas de isolamento em grupos tão grandes, como são os de viagens de cruzeiro. E suponha que no décimo terceiro dia alguém teste positivo. O certo seria aguardar mais catorze dias, e assim sucessivamente. Então, partimos do pressuposto de que todos eram casos suspeitos.

Classificamos as pessoas por destino, entramos em contato com as embaixadas de seus países e, em conjunto com elas e a empresa responsável pelo cruzeiro, organizamos a retirada das pouco mais de seiscentas pessoas do *Silver Shadow*.

Deu certo. Vários grupos foram reunidos e, antes do desembarque, toda a documentação necessária — carimbos de passaporte, vistos — era despachada na saída, numa ação conjunta com a Polícia Federal. Os passageiros eram levados ao aeroporto em ônibus fretados, sempre acompanhados por médicos, e depois seguiam em voos para seus países natais. Todos foram retirados com segurança e não houve casos de transmissão a partir dos passageiros.

Essa operação contou com a participação de muita gente:

Polícia Federal, Vigilância Sanitária, o corpo de Relações Exteriores do Brasil e dos países envolvidos, o governo de Pernambuco, entre outros.

Apesar do sucesso, o caso acendeu o sinal de alerta para a vulnerabilidade dos nossos portos, sobretudo no que se refere aos navios que aportavam com centenas de turistas que já haviam passado por países em que a pandemia avançava. Era necessário agir.

Wanderson de Oliveira redigiu então um boletim determinando a proibição de partida e chegada de cruzeiros na costa brasileira. Era consenso entre nós que seria uma irresponsabilidade manter o fluxo de turistas num momento daquele. Se estávamos orientando fechamentos de bares e restaurantes, o mesmo princípio tinha que ser adotado para navios de cruzeiro. Essa nem era uma medida excepcional do Brasil, todo o planeta já tinha adotado esse bloqueio. O Wanderson preparou o boletim, me mostrou, e eu disse: "Vai em frente, pode bloquear".

Menos de duas horas depois da publicação do documento começou uma gritaria promovida pelo lobby do setor de turismo, reclamando dos prejuízos que a medida traria para os operadores de cruzeiros. O presidente Jair Bolsonaro imediatamente me ligou querendo explicações e pedindo que eu cancelasse o boletim. Segundo ele, se acabássemos com os cruzeiros, seria muito ruim para a economia, e começaria a correr a notícia de que o Brasil estava se fechando. Na sequência, me ligaram o ministro do Turismo, Marcelo Álvaro Antônio, e o ministro da Cidadania, Onyx Lorenzoni, todos querendo derrubar o texto.

O Ministério da Saúde já enfrentava muitos desafios, e achei que não seria prudente entrar em rota de colisão com o presidente e seus ministros tão cedo. Havia uma enorme dificuldade com as compras de equipamentos, ainda teríamos que discutir novas normas restritivas, então considerei que era o caso de recuar naquele tema.

Procurei o Wanderson, expliquei a situação e determinei a retirada do boletim que proibia os cruzeiros de aportar na costa brasileira. Disse a ele que era melhor dar um passo atrás, para mais adiante fazermos uma normatização total, incluindo as restrições aos navios turísticos. Era só uma questão de aguardar o momento mais favorável. Wanderson ouviu tudo, mas obviamente não gostou.

O boletim é de responsabilidade da Secretaria de Vigilância em Saúde, comandada por ele, e sempre dei carta branca para que atuasse como achasse melhor. O recuo em relação ao bloqueio dos cruzeiros, para ele, havia sido uma operação do Planalto em conjunto com a chefia da Anvisa, a Agência Nacional de Vigilância Sanitária. A relação da Anvisa com a Secretaria de Vigilância é cheia de arestas. Os nomes se confundem, mas a agência e a secretaria atuam de modo diverso. A Anvisa emite notas técnicas, mas não tem pernas para ir a campo. Quando a Anvisa diz que recolheu um lote tal de determinado produto, não é dela o fiscal que está na ponta. Ela usa a Vigilância Sanitária do Wanderson. Por esse exemplo já dá para entender o porquê dessa relação conflituosa.

Como o presidente da Anvisa, Antonio Barra Torres, é um almirante nomeado pelo Bolsonaro, ele tinha muita entrada no Planalto, e Wanderson logo enxergou a digital dele na derrubada do boletim. Pesava o fato de que suspender esse fluxo de navios era uma necessidade óbvia, adotada em muitos países. Eles já estavam impedidos de aportar na América do Norte, na América Central, na Argentina. Praticamente toda a costa do Pacífico estava fechada. Só a costa atlântica brasileira continuava permitindo a chegada dos cruzeiros. Assim, toda embarcação com doentes a bordo poderia vir para a costa brasileira.

As viagens de turismo marítimo têm um potencial muito alto de espalhar o vírus e impactar os sistemas de saúde locais. Elas concentram pessoas de várias nacionalidades, principalmente idosos. Os aposentados, por exemplo, representam cerca de 57 por cento do público de cruzeiros na Holanda, cinquenta por cento na França e quarenta por cento na Alemanha, segundo a Dreamlines. Quando um navio tem um passageiro contaminado com o vírus, ainda que a autoridade sanitária tire o paciente num dia, é comum que logo se descubra mais gente infectada. Em seguida, é preciso tirar outros tantos, e, no final, você tem que dar conta de uma quantidade imensa de pessoas numa embarcação, mais de mil em geral, com o vírus ou com suspeita de contaminação, e colocar todo mundo em quarentena. E onde é possível isolar essa gente toda? É muito fácil falar para colocar num estádio de futebol, por exemplo, mas não é simples assim. O Wanderson sabia exatamente o tamanho do problema, mas tive que dar a ordem para ele retificar o boletim. E a retificação passou pelo Gabbardo, o secretário-executivo do Ministério da Saúde, que concordou que ela tinha que ser feita. Foi uma decisão política.

Wanderson acatou a ordem, mas ficou arrasado. Aborrecido a ponto de me dizer que achava melhor sair do cargo de diretor de Vigilância em Saúde. Falei que não aceitaria um pedido de demissão dele, que naquele momento ninguém iria sair do ministério. "Vamos trabalhar, bola para frente", eu disse. Mas ele sentiu que sua autoridade havia sido diminuída e que, de alguma maneira, eu concordara com aquilo. Eu fui, na cabeça dele, cúmplice da desautorização do seu trabalho.

No dia seguinte, Wanderson não foi trabalhar e todo mundo ficou preocupado, achando que ele não voltaria mais. Mas ele logo apareceu e me procurou para conversar. Falou que estava com síndrome de *burnout*, que é quando o estresse e a exaustão acabam afetando o trabalho e os relacionamentos da pessoa. Eu discordava do diagnóstico, mas ele achava que sim. A verdade é que a pressão era enorme para todo mundo no ministério.

Uma preocupação constante durante minha gestão na crise do novo coronavírus foi pilotar o estresse que, volta e meia, abatia membros da equipe. Não era só a responsabilidade de ter que tomar as melhores decisões e a quantidade de trabalho, havia também a insegurança política, pois a insatisfação da presidência com a minha condução do ministério já se mostrava bem clara. Gosto de trabalhar em situações de crise, isso me estimula. Outras pessoas sentem mais a pressão.

Wanderson é um profissional único, tem uma história de vida admirável e foi um dos pilares da minha chefia. Ele tem uma filhinha de dois anos com paralisia cerebral, que fica aos cuidados dele, que é enfermeiro de formação e concursado das Forças Armadas. Em uma das noites logo antes da crise com os navios de cruzeiro, ela teve uma séria crise convulsiva. Ele cuidou da menina durante a madrugada toda e não pôde dormir. Na manhã seguinte, trabalhou normalmente.

Conheci o Wanderson quando eu ainda era deputado federal, em meio aos surgimentos de casos de Zika no Nordeste brasileiro, em 2015. O país estava diante do risco de a epidemia do Zika se alastrar por suas fronteiras, e para fora delas. Já falei disso aqui. Nessa época, eu integrava a Comissão de Seguridade Social e Família da Câmara Federal. Como no Parlamento eu era sempre muito procurado quando o assunto era saúde, um grupo de médicas do Recife me mandou um e-mail para falar do Zika. Elas haviam comunicado a Secretaria de Saúde de Pernambuco sobre o aumento no número de casos de crianças diagnosticadas com microcefalia, mas me pediam para ajudar também.

Informado sobre aquilo, chamei o presidente da Comissão de Seguridade, o deputado Antonio Brito, e falei que deveríamos ir para Pernambuco ver pessoalmente o que estava acontecendo. Conversei também com o deputado pernambucano Zeca Cavalcanti, para ter mais elementos, entender o que estava acontecendo e fazer a ponte com o governo estadual. Ele disse que iria ligar para o governador.

Não me encontrei pessoalmente com o Paulo Câmara, mas sim com o seu vice. Eu lhe contei das mensagens das médicas e disse que queríamos ajudar. Cheguei a Pernambuco pouco antes de o Ministério da Saúde mandar o primeiro técnico. E o técnico enviado para fazer a avaliação e decifrar o que estava acontecendo foi justamente o Wanderson.

Ele cresceu muito nesse episódio, porque foi quem documentou tudo aquilo e avisou a OMS sobre a dimensão do problema. Com base nas informações do Wanderson foi dado o alerta de emergência sanitária internacional, em um caso similar ao do novo coronavírus. Vieram técnicos norte-americanos para Pernambuco e para a Bahia. Como o Wanderson tinha estudado nos Estados Unidos e conhecia esse pessoal, ficou sendo a contraparte deles no trabalho.

Sua importância foi tão grande que, quando a Câmara convocou o Ministério da Saúde para prestar esclarecimentos sobre o Zika, quem falou pelo ministério foi ele. Portanto, eu já sabia sobre seu trabalho.

Essa área de vigilância é geralmente formada por sanitaristas. São eles que estudam boletins epidemiológicos, investigam doenças como a dengue, descobrem e mapeiam vírus. E essa turma, historicamente, tem formação na Escola Nacional de Saúde Pública Sergio Arouca, da Fiocruz, e na Faculdade de Saúde Pública da Universidade de São Paulo (USP).

É no sanitarismo também a maior trincheira do pessoal de esquerda na saúde pública. É a praia deles, que se interessam pela parte de higiene, saúde coletiva, análises de políticas públicas e levantamento de dados. A maior referência desse pessoal é o Sergio Arouca, a pessoa que construiu o SUS e que dá nome à escola da Fiocruz. Arouca era de esquerda, foi para o exílio durante a ditadura militar e voltou para ser eleito deputado federal. É o idealizador do texto que diz que a saúde é um direito de todos e um dever do Estado.

As pessoas que ocupam os cargos da Secretaria de Vigilância em Saúde há muitos anos vêm dessas duas escolas. É difícil achar alguém que tenha perfil para compor esse órgão que não seja desse universo. Mas, no governo Bolsonaro, qualquer pessoa que fosse mais à esquerda era rejeitada.

Quando fui nomeado ministro da Saúde, precisava encontrar alguém para comandar a vigilância sanitária sem me chocar com as amarras ideológicas do presidente e do seu entorno. Procurei então o Agenor Álvares, que fora secretário-executivo do ministério, ministro interino em 2016 (e antes, entre 2006 e 2007) e diretor da Anvisa. Na época da transição, liguei para ele e perguntei se toparia encarar o desafio. Mas ele disse que desconfiava muito do governo Bolsonaro e temia que os apoiadores e militantes virtuais do presidente o expusessem por ter ocupado cargos na Saúde durante os governos de Lula e Dilma. Pedi uma dica. Álvares, então, apontou o Wanderson para o cargo. "O Wanderson da Zika? Claro", prontamente respondi.

O Wanderson foi o último secretário que chamei para compor a equipe. Corria o risco de eu chegar ao primeiro dia de trabalho e ter uma pessoa de carreira respondendo provisoriamente pela Vigilância em Saúde — e eu não queria isso. Liguei para o Wanderson no dia 28 de dezembro de 2018, a posse foi no primeiro dia de janeiro de 2019. Wanderson estava voltando das férias, em Minas. Ele foi até a minha casa, fiz o convite e ele topou na hora. Consegui achar alguém competente e de centro para um dos cargos vitais da minha pasta.

O Wanderson foi tão importante que o escolhi como o terceiro da hierarquia do Ministério da Saúde durante a pandemia. Eu tinha o João Gabbardo como secretário-

-executivo e meu imediato, e poderia ter optado por qualquer outro chefe de secretaria para ser o seguinte na cadeia de comando. Mas eu quis o Wanderson, e não poderia ter feito melhor escolha.

19

O Distrito Federal foi a primeira unidade da Federação a estabelecer medidas de distanciamento social e, por meio de um decreto do dia 11 de março, a suspender eventos e aulas nas escolas, e depois atividades de atendimento ao público, paralisando restaurantes, bares, lojas, salões de beleza, academias, shoppings. Na esteira dessa decisão, passando do teste positivo de Fábio Wanjgarten para a covid-19 até a primeira confirmação de morte em São Paulo, ações similares foram tomadas nos estados de São Paulo, em 16 de março, e Rio de Janeiro, em 17 de março, em seguida em praticamente todos os outros. O Brasil entrava em quarentena, para a contrariedade de seu presidente.

No dia 18 de março havia uma videoconferência marcada com vários países da América Latina, conduzida pelo presidente chileno Sebastián Piñera, que havia emergido como uma liderança no caso das queimadas da Amazônia, ocorridos no início do governo Bolsonaro. A pauta agora era o novo coronavírus nas Américas. Bolsonaro foi convocado para o encontro, mas na última hora não pôde participar, então representei o Brasil junto com o general Augusto Heleno. Na ocasião, ficamos sentados um ao lado do outro, bem perto, para dividir a tela do computador por mais de uma hora. Ficamos ali naquele espaço a uma distância de meio metro um do outro, sem máscara.

Naquele mesmo dia Heleno testou positivo para o vírus. O chefe do Gabinete de Segurança Institucional era mais um integrante do governo próximo ao presidente Bolsonaro a ser infectado pela nova doença. Esperava-se que a chegada do vírus ao seu círculo mais próximo fizesse com que o chefe do Executivo olhasse com mais atenção para as medidas de contenção da pandemia. Mas não foi o que aconteceu.

O começo do isolamento foi muito duro e causou um efeito dominó. Um prefeito de uma cidade do interior do meu estado, Mato Grosso do Sul, me ligou para dizer que já havia mandado fechar a padaria, a borracharia, o mercadinho. E ainda perguntou o que poderia fazer além disso. Questionei a razão de ele ter feito aquilo. Havia casos de covid-19 na cidade? E a resposta foi: "Não, mas meu opositor foi na rádio e falou que se eu não mandasse fechar tudo iria morrer todo mundo na cidade. Ele quer ganhar a eleição de mim. Então eu mandei fechar tudo".

Nesse dia percebi que a questão eleitoral estava atrapalhando a política de combate ao novo coronavírus. Os prefeitos estavam tomando decisões pautados pela política. Estavam pensando nas eleições, raciocinei. O assunto do adiamento das eleições já tinha sido levantado numa reunião que tive com o Supremo Tribunal Federal, na presença do presidente da Câmara, Rodrigo Maia, mas só foi mesmo a público um tempo depois.

Em 22 de março, participei de uma videoconferência com os prefeitos de capitais em que declarei que as eleições, marcadas para outubro, deveriam ser adiadas porque a disputa eleitoral poderia desviar o foco dos gestores e causar uma tragédia por falhas no combate ao novo coronavírus. Propus que prorrogassem os mandatos de prefeitos e vereadores até que a pandemia estivesse controlada. Essa minha fala repercutiu em toda a imprensa.

Aquela reunião tinha sido solicitada pela Frente Nacional dos Prefeitos, e surgiu de uma conversa que tive algum tempo antes com o prefeito de Salvador, Antonio Carlos Magalhães Neto, o ACM Neto, meu colega de partido no Democratas. Na Bahia, por exemplo, havia começado um trabalho para conciliar campos políticos opostos.

Eu ficava ali, entre o rochedo e o mar, porque precisava respeitar a autonomia dos estados, mas tinha que arbitrar quando via que o assunto estava sendo mal conduzido e poderia afetar o panorama de saúde local. O secretário de Saúde da Bahia, Fábio Vilas-Boas, vinha conduzindo as estratégias sanitárias sem dialogar com o Ministério da Saúde e a prefeitura, e isso há muito tempo.

Quando aconteceu o primeiro caso de um infectado pelo novo coronavírus na Bahia, eu quis ir até o estado. Eu tinha adotado como padrão ir aos estados quando detectavam o primeiro caso. Minha ideia era conversar com o secretário estadual, fazer uma reunião, analisar o plano deles, mostrar que estávamos juntos. Seria uma maneira de ver o Nordeste e eu aproveitaria para ver a região Norte também. Só que o secretário não estava na Bahia.

O primeiro caso baiano foi em Feira de Santana. Uma funcionária do INSS voltou de uma viagem ao exterior e teve sintomas característicos. A mulher foi até Salvador dirigindo para fazer o teste. Chegando lá, relatou que havia chegado de uma viagem, a equipe de saúde coletou material para o exame, mas não foi feita a notificação como caso suspeito e a prefeitura de Feira de Santana não foi comunicada. A Secretaria de Saúde da Bahia negligenciou totalmente o caso. A mulher voltou para Feira de Santana, passou no ambiente de trabalho dela, esteve dentro de casa com familiares, voltou de carro até Salvador para pegar o resultado do exame e só então o caso foi confirmado e divulgado publicamente. O secretário de Saúde, Fábio Vilas-Boas, fez a publicação pelo Twitter, no dia 6 de março:

> Comunico confirmação do primeiro caso importado do novo coronavírus (covid-19) na Bahia, nesta sexta-feira (6). Trata-se de uma mulher de 34 anos, residente em Feira de Santana, que retornou da Itália em 25 de fevereiro. #COVID-19

Eu estava justamente tentando falar com Vilas-Boas quando soube que ele estava em Cuba. Logo no primeiro caso, com todo mundo concentrado, o secretário de Saúde estava viajando.

Já o prefeito de Feira de Santana, Colbert Martins (MDB), me ligava desesperado todos os dias. Como ele não havia sido notificado pela Secretaria de Saúde do Estado de que uma pessoa da sua cidade estava com suspeita da nova doença, não havia tomado medidas. Porque no SUS é assim: você faz o exame, mas a Secretaria Estadual de Vigilância tem que comunicar à cidade em questão dizendo que a cidadã tal, endereço tal, está com suspeita ou contaminada, para um agente fazer a visita de isolamento.

Quando o prefeito de Feira de Santana foi atrás da primeira baiana infectada, teve que procurar mais de trinta pessoas. A funcionária do INSS havia passado o vírus para a sobrinha e a irmã, que por sua vez o transmitiram a outras pessoas. Assim, os casos da epidemia começaram na Bahia por uma falha na comunicação entre as instâncias estadual e municipal.

O estado estava dormindo em berço esplêndido, o secretário, viajando. Mas na época decidimos não chamar a atenção dele. Era o governo do PT, a prefeitura era do DEM, o meu partido, o episódio poderia ser politizado.

Foi nesse contexto que conversei com o prefeito de Salvador para saber como a cidade estava se preparando. Ele me disse que o dinheiro que tínhamos passado para o estado, a primeira verba que o ministério passara, que equivalia a cerca de dois reais per capita (ou seja, levando em conta a densidade populacional), não estava chegando.

Os governadores tinham que se reunir com os prefeitos para fazer a divisão, do menor município ao maior. Percebi que essa segunda passagem de dinheiro já não podia ser por padrão per capita, porque havia secretarias estaduais — caso da Bahia — que não conversavam com os municípios e, portanto, não repassavam o dinheiro. Deixavam o prefeito morrer de fome.

Então inverti a segunda passagem de dinheiro. Em vez de ser per capita, troquei o parâmetro para média de produção. Mesmo que a maior parte das cirurgias eletivas e exames tivesse sido suspensa, as unidades de saúde receberiam o valor com base na média dos últimos quatro meses. Como Salvador tem gestão plena e produção expressiva de média e alta complexidades, o ministério passou o dinheiro direto para a sua prefeitura, para que tivesse os instrumentos e meios de manter as despesas.

Para fazer essa articulação, ou seja, para conseguir que efetivamente desse certo, conversei com o prefeito de Salvador e agendamos uma reunião com a Frente Nacional dos Prefeitos. Eu precisava dizer a eles que passaria a fazer assim, e que os governadores ficariam furiosos. Afinal, antes o dinheiro ia para a mão deles, que decidiam como repassar aos municípios. Agora, eu daria uma injeção na veia das prefeituras. Seria bom que os prefeitos soubessem os critérios que eu utilizaria.

O presidente da Frente é o prefeito de Campinas, Jonas Donizette (PSB). Participei da videoconferência em que ele estava com mais alguns prefeitos e foi durante essa discussão que, lá pelas tantas, falei que as eleições deveriam ser adiadas. Propus que se desse um mandato-tampão para os que estavam no cargo, porque eles estavam tomando decisões pensando demais nas eleições. E, naquele momento, era preciso pensar nas próximas gerações.

Eles gostaram. Afinal, que prefeito não gostaria de um mandato-tampão pela frente sem ter que passar por eleição? Nas eleições municipais, a saúde é um fator que impacta muito, pois é a principal pauta do eleitor. Nos estados, segurança é o tema central, e, no âmbito federal, é economia, emprego e geração de renda. Ou seja, durante uma pandemia, o elo mais fraco são os prefeitos, que deviam se organizar, montar planos de contingência, equipar suas unidades de saúde, aparelhar minimamente sua frota de ambulâncias, até porque a atenção especializada fica concentrada nas grandes regiões metropolitanas e capitais. O SUS é o grande pacto federativo do Brasil, porque conecta todas essas instâncias. Uma vez ao mês, as três instâncias de poder se reúnem para decidir os passos do SUS: o Ministério da Saúde representando o governo federal, o Conselho Nacional de Secretários de Saúde (Conas) representando os estados, e o Conselho Nacional de Secretarias Municipais de Saúde (Conasems) respondendo pelos municípios. Nesses encontros as coisas não são decididas por votação, tem que haver um consenso. Durante a pandemia, eu transformei essa reunião mensal em permanente. Convoquei o Conas e o Conasems para participar diariamente da tomada de decisões. Tudo o que fiz durante o período da epidemia era diariamente debatido com essas entidades às sete da manhã e às dez horas da noite, por videoconferência. E dessa forma eu também sabia de tudo o que estava acontecendo. Acho que foi o momento de maior união da história do SUS. Tudo nascia dessas reuniões, desse pacto, e, a meu ver, seria o único jeito de superar a crise. Minha vivência como secretário municipal de Saúde em Campo Grande foi a grande escola. Enfrentei epidemia de dengue, de leishmaniose, vivi a experiência da gestão municipal.

Portanto, era preciso manter o distanciamento da política para que o pacto federativo não fosse contaminado pelo calendário eleitoral. Isso fica muito claro quando se observa que, nos lugares onde há alinhamento político entre prefeitura e estado, há uma performance muito superior aos que não têm esse alinhamento. Essa é uma das razões pelas quais, na leitura do presidente Bolsonaro, qualquer impacto sobre o tema da saúde impactaria as eleições municipais, e não o governo federal.

Minha fala sobre o adiamento das eleições teve então uma repercussão enorme. As manchetes dos jornais só davam isso. No dia seguinte, Rodrigo Maia me mandou uma mensagem no WhatsApp pedindo que eu não falasse de eleições. A troca de mensagens começou no dia 22 de março, à 1h17 da tarde.

"Amigo, com todo respeito. Eleição não deveria ser sua agenda. O prefeito de Campinas quer usar a crise para continuar mais dois anos. Vamos deixar chegar em junho para avaliar e não colocar prefeitos e vereadores nessa agenda. A agenda agora é enfrentar o vírus."

Eu respondi: "O.k. Só falei porque eles estão tomando atitudes políticas pensando nas eleições. Prefeito fechando tudo para falar que é fodão. O de Campo Grande, minha cidade, parou os ônibus sem avisar ou planejar. Resultado: parou a troca de plantão dos hospitais. Em SP a fábrica de respiradores, meu maior déficit, está trabalhando a toda carga para aumentar a produção. Hoje não pôde trabalhar porque as pessoas estão em quarentena em todo o estado de SP e eles não puderam chegar. E assim vai. Estão pensando nas eleições e matarão as próximas gerações".

"Concordo, mas tudo que eles querem é adiar. Não podemos entrar no jogo deles."

"Estão fazendo muita merda em nome das eleições."

Rodrigo Maia prosseguiu: "Então vamos fazer uma coletiva falando isso. Topo estar ao seu lado, adiar é o objetivo deles".

"O.k."

Nesse dia, o José Carlos Aleluia se aproximou e disse: "Você não se meta com política. Você está ganhando a opinião pública porque está no campo técnico, você está no campo da saúde, no campo da ciência. Larga a política pra lá, porque se você começar a falar de política, você vai cair na vala deles".

Decidi então não fazer essa coletiva com o Rodrigo Maia. Segui mais um dos preciosos conselhos do Aleluia.

20

Quando assumi o Ministério da Saúde, nomeei José Carlos Aleluia como meu assessor especial. Ele é um dos grandes expoentes da política baiana desde a década de 1990, conhece o Congresso como poucos, foi deputado federal entre os anos de 1991 e 2019. Somos do mesmo partido, o Democratas. Eu me aconselhava com ele.

No ministério, eu precisava de alguém que me assessorasse na parte política. Tinha consciência de que o trabalho na Saúde dependeria de uma boa integração com o Congresso Nacional. José Carlos Aleluia era perfeito para o cargo. Ele não tinha sido eleito nas últimas eleições para deputado federal, então fiz o convite.

Ele tem uma visão muito sofisticada sobre os movimentos políticos, o que era importante para mim. Ele antevê o problema. Um dia, durante uma conversa no meu gabinete, comentei que o Osmar Terra, então ministro da Cidadania, estava usando politicamente a primeira-dama, Michelle Bolsonaro. Ele a chamava para eventos para se cacifar dentro do governo. Ela comandava o Pátria Voluntária, uma plataforma de arrecadação solidária, que na ocasião era vinculada à pasta da Cidadania. Quando contei isso para o Aleluia, a resposta foi: "Osmar Terra acaba de assinar sua própria carta de demissão. Não se tira proveito político de uma primeira-dama sem incomodar o presidente". Não deu outra. Não demorou muito e Terra saiu do Ministério da Cidadania, e o Pátria Voluntária foi transferido para a pasta da Casa Civil.

Em outro episódio, quando Onyx Lorenzoni, ministro da Cidadania em substituição a Osmar Terra, foi flagrado pelo jornalista da CNN Caio Junqueira tramando minha queda do Ministério da Saúde,* comentei com Aleluia que na coletiva eu chamaria Onyx de Judas. Aleluia disse para eu não fazer aquilo.

"Se você chamar o Onyx de Judas, vai estar se autorreferenciando como Jesus Cristo. Muita arrogância sua. Menos, né? O problema não é ele ser Judas, mas você achar que é Jesus."

Ele estava certo. Quando a imprensa me ligou, dei uma breve declaração. "A crise é de caráter, façam vocês seus próprios juízos." E nunca mais falei com o Onyx.

Aleluia também evitou o que poderia ser um atrito grande com o governador do Ceará, Camilo Santana, do PT. Fortaleza havia começado a ter casos do novo coronavírus,

---

* A CNN ouviu uma conversa de catorze minutos entre Onyx e Osmar Terra em que os dois falavam sobre mim. A matéria foi publicada por Caio Junqueira em 9 de abril de 2020 e esse episódio ainda será tratado neste livro.

o governador era do PT e havia aquela ideia de que o Nordeste era mais distante do ministério. Os governadores da região estavam todos muito arredios em razão da postura do presidente Bolsonaro, que já tinha sido flagrado se referindo a eles como governadores "de Paraíba", uma expressão preconceituosa contra a população nordestina.

Nesse contexto, o governador do Ceará resolveu flexibilizar a quarentena, justamente quando o número de casos estava subindo. Ele não aguentou a pressão das pessoas que queriam sair de casa para trabalhar e voltar a viver uma vida pelo menos mais perto do normal. Quando ele falou de flexibilizar, fiz um comentário numa reunião com o Aleluia. "Poxa, esse governador do Ceará vai flexibilizar agora? Vou dar um pau nele amanhã na coletiva. Anota aí", e pedi para a secretária colocar na agenda, porque eu tinha anotações para a hora da coletiva. "Amanhã ele vai tomar um puxão de orelha."

Eu ia falar: "Atenção, Fortaleza, não está na hora de flexibilizar, os números de vocês estão crescendo, como vocês vão flexibilizar?". Aleluia ouviu aquilo e disse, com seu sotaque baiano: "Não, não faça isso, não. Ligue para ele. Por que você vai fazer isso amanhã? Ligue para ele, converse com ele. Se mostre disposto a conversar. Não é bom comprar essa briga".

Pensei melhor e resolvi seguir o conselho. Liguei para o Camilo Santana e perguntei como estavam as coisas por lá, debati com ele sobre a flexibilização e ele recuou no decreto que determinava a reabertura do comércio. Então, não comprei a briga. Consegui o resultado que eu queria sem desgaste nenhum. Isso graças ao Aleluia.

Baiano, o Aleluia cresceu politicamente no chamado "carlismo", a corrente comandada pelo senador Antônio Carlos Magalhães, um dos expoentes do PFL (Partido da Frente Liberal) que hoje se chama DEM (Democratas). No ministério, ele chegava ao meu gabinete bem cedo, antes de mim. Eu abria a porta e ele já estava ali, me esperando para conversarmos. Ele dizia sempre: ligue para o deputado tal, ele está precisando de atenção. Receba o senador tal.

Conheço o Aleluia porque, quando me elegi deputado federal, em 2010, ele havia disputado o Senado, mas não ganhou. Então ele ficou entre 2011 e 2014 sem mandato. Como era um cara muito querido no DEM, o colocaram como presidente do Instituto Liberdade e Cidadania. Todo partido político no Brasil é obrigado a ter uma fundação que recebe trinta por cento do fundo partidário com o objetivo de discutir políticas públicas, apoio à democracia, projetos, formação política, enfim, no papel é uma entidade extremamente nobre. O PT tem a Fundação Perseu Abramo, o PSDB tem a Fundação Teotônio Vilela, o MDB tem a Fundação Ulysses Guimarães. A dos Democratas não leva o nome de ninguém, chama-se Liberdade e Cidadania.

O instituto sempre me pedia para participar das discussões e debates que promovia. Eu era um deputado de primeiro mandato com boa retórica, tinha muita leitura, então participei de eventos no Brasil e também no Panamá, na República Dominicana. Depois me elegi deputado para o Mercosul e comecei a tomar parte em discussões políticas da América do Sul. Tudo com o aval do Aleluia. Fiz contato com fundações internacionais que tinham parceria conosco e cheguei a ser o vice-presidente do Instituto Liberdade e Cidadania na gestão dele.

Em 2014, o Aleluia se elegeu deputado federal, e, durante o mandato (2015-2019), continuamos juntos no instituto. E nos demos muito bem. Ele é um homem culto, vivido, experimentado no funcionamento da máquina pública, tido por todos como um intelectual — o que de fato é. Foi aliado do ACM, que tinha essa característica de saber fazer alianças e escolher a dedo qual briga se deve comprar e qual se pode evitar.

Dentro do Liberdade e Cidadania, desenhei com o Aleluia a tese de que, com a saída da Dilma, o PMDB teria a presidência da República e não poderia continuar com a Presidência da Câmara. Porque não é bom um partido só ter a presidência da República e da Câmara. Tem que partilhar poder com aliados no Congresso para garantir governabilidade, apoio a projetos. Não seria bom ter Michel Temer na presidência e Eduardo Cunha na Câmara, ambos do MDB. É incompatível.

Disse a Aleluia que o PSDB estava indo para os ministérios de Temer, e o Cunha estava indicando o Rogério Rosso, do PSD, que representava o centrão fisiológico. Os deputados desse grupo vinham todos com as facas e dentes afiados para cima da presidência da Câmara.

Lancei a tese para o Aleluia de que, se ele tivesse o apoio do PSDB na disputa pela presidência da Câmara, teria o apoio dos ministérios; se tivesse o do PMDB, teria apoio da presidência da República, e só bastaria a ele ter o apoio da esquerda no segundo turno — afinal, a esquerda não apoiaria ninguém de fora do seu campo político na primeira fase da eleição. Se ele tivesse o apoio da esquerda, somando aquele colégio, e levasse a eleição para o segundo turno, ele poderia ganhar do centrão. O centrão ficaria concentrado nos seus votos e ele ganharia. O Aleluia gostou da ideia, saiu pensando aquilo, testou se tinha eco aqui, acolá. Mas o Rodrigo Maia escutou a análise e foi na frente. Fechou acordo com o Orlando Silva no PCdoB, fechou acordo com o PT para que o partido votasse com o Orlando no primeiro turno e com ele no segundo. Havia quatro candidatos e não tinha como a eleição ser definida de primeira.

Rodrigo Maia e Rogério Rosso foram para o segundo turno, e o PT e o PCdoB votaram no Rodrigo Maia. Somados aos votos do PSDB e do MDB, ele foi eleito presidente da Câmara. Todo mundo sabia que o PT fazia o discurso de independência, de que não gostava do DEM, mas estava tudo acertado e derrotamos o centrão com a ajuda da esquerda.

Se o Aleluia tivesse o cuidado de ter construído um acordo com o PT e o PCdoB antes do Rodrigo Maia, teria sido ele o presidente da Câmara.

Quando o Aleluia disputou para deputado federal e não venceu a eleição, em 2018, ficou mais uma vez sem cargo. Eu, naquele ano, não quis concorrer, não queria mais a vida pública. Mas o Aleluia não, ele é um cara que está no Congresso há muito tempo, a vida dele é fazer política. Então fui convidado para o Ministério da Saúde e minha vontade era levá-lo, junto com o ex-senador Heráclito Fortes, para trabalhar comigo. Acabei levando só o Aleluia. Informalmente, Heráclito ainda me dava opiniões e fazia análises.

Aleluia é uma pessoa de bem com a vida. Ele é tão habilidoso que conseguiu ser meu assessor no Ministério da Saúde e ser indicado como conselheiro da Itaipu Binacional, um cargo muito disputado.

Há também outro fator. Eu tinha uma dívida com o Aleluia. Quando o Temer se tornou presidente da República e coube ao DEM a indicação de um ministro, havia duas possibilidades: as pastas da Educação e de Minas e Energia. Se a escolha do partido fosse Minas e Energia, o ministro seria o Aleluia; se fosse Educação, seria o Mendonça Filho. Houve uma longa discussão, o partido se dividiu e dei praticamente o voto de minerva. Com a bancada rachada, decidi o páreo votando por aceitarmos o Ministério da Educação. Ou seja, Mendonça Filho virou ministro, e tirei um ministério do Aleluia. Ainda tenho essa dor na consciência.

Mas não houve ressentimentos. Durante a epidemia, ele ficou ao meu lado sem titubear. A dinâmica do gabinete mudou quando estourou a crise sanitária e mandamos que boa parte dos servidores trabalhasse de casa, afinal, havia muita gente de idade. Na copa, por exemplo, o garçom era muito velhinho. Ficou só o Leandro, um rapaz grande e largo como um armário, que fazia só chá, café e bolo. Cada um ia lá e se servia. O Aleluia é grupo de risco, tem mais de setenta anos, mas permaneceu.

Minha rotina era chegar ao Ministério da Saúde às sete e meia da manhã para uma reunião no Auditório Emílio Ribas. Terminava por volta de nove e meia e eu subia para a minha sala. Era certo como dois e dois são quatro que o Aleluia estaria lá. Ele não ficava mais na sala dele. E era aquela coisa:

"Ligue para fulano, acho importante você falar com o Rodrigo Maia, deixa eu ver como está o líder de tal partido, deixa eu ver como vai ser a votação tal". Ele fazia a rede fina, como a gente chama. "Olha, vamos colocar o Pauderney Avelino (ex-deputado federal) para dar uma olhada nesse negócio lá em Manaus, ele é habilidoso, deixa eu ligar." "Ligue para o Arthur Virgílio, prefeito de Manaus, onde a pandemia está fazendo estrago, dê um bom-dia e mostre que está solidário. Não fale mais nada, só diga que está solidário. Palavra do ministro nessa hora é fundamental."

Eu terminava as ligações e ele dizia: "Perfeito". Enquanto o presidente batia de frente com os governadores, eu não tinha problema nesse sentido. Não entrei em rota de colisão com nenhum deles, nem com os do Nordeste nem com os da oposição.

Outro ex-deputado que nomeei para me assessorar no Ministério da Saúde foi o Abelardo Lupion, do Paraná. No DEM tínhamos um grupo pequeno, que era o Ronaldo Caiado, Lupion, Onyx, Alberto Fraga, David Alcolumbre e eu.

Havia uma divisão de grupos no partido que consistia num arranjo regional. Os baianos giravam em torno do ACM Neto, os fluminenses se agrupavam com o Rodrigo Maia, que também se aliava aos paulistas. Já nós seis éramos representantes de estados que só tinham um deputado no partido.

Como não tínhamos bancada, quando chegava a votação para líder do partido, juntava Bahia, São Paulo e Rio de Janeiro e decidiam entre si quem ocuparia a liderança da legenda. Quem não tinha bancada aplaudia. Tudo saía daquele arranjo regional, desde quem iria ocupar relatoria de projetos aos presidentes de comissão.

Para furar esse bloqueio, criei uma expressão que era, na verdade, um desabafo. "Vocês estão andando em matilha. Nós somos lobos solitários e vamos criar a alcateia democrata", eu disse. Aí começamos a nos juntar com outros "lobos solitários" para ganhar força. Foi assim que conseguimos contrabalançar o poder do eixo Bahia-Rio de Janeiro-São Paulo. Desenvolvi amizade com esses deputados assim.

Quando o Onyx foi para a Casa Civil, convidou Lupion para trabalhar com ele. Mas, em fevereiro de 2020, Onyx foi remanejado da Casa Civil para o Ministério da Cidadania e virou as costas para o Lupion. Assim que um assessor meu saiu, chamei o Lupion para se juntar à minha equipe. Ele até disse que estava esperando para ver como as coisas iriam ficar na Casa Civil com a chegada do novo ministro, o general Walter Braga Netto, mas eu falei: "Você acha que ele vai querer trabalhar com você? Ele vai querer colocar militares nos cargos".

Disse a ele que durante a epidemia eu precisava de alguém que conversasse com a indústria para fazer a roda girar. Havia muitas empresas querendo doar para ajudar no combate à pandemia. Assim que a epidemia fosse contida, eu teria de reposicionar muita coisa dentro do Ministério da Saúde e, dali em diante, a gente veria o que fazer. Lupion então acabou aceitando o convite.

Eu o coloquei para conversar com a Vale, o Itaú, a Brastemp, o Bradesco, que queriam participar de algum jeito. Todas as doações da iniciativa privada foram feitas por meio do Lupion. Eu sempre falava que não era para ele aceitar doação em dinheiro, mas quem quisesse doar equipamentos, materiais, medicamentos, nós aceitaríamos. E assim foi. Ele acabou ficando do meu lado e do Aleluia durante a crise.

E chegamos a um momento dramático. Os norte-americanos estavam adquirindo equipamentos e insumos no mundo todo com tamanha fúria que nosso ministério ficou numa situação de extrema fragilidade. Mesmo as compras acordadas, já com contratos assinados e tudo, começaram a cair. A alegação é que não tinham mais os produtos, que não conseguiriam entregar. Demos um passo para trás. Portanto, era preciso contar com a força que vinha crescendo dos movimentos sociais e que atingia uma parte do nosso PIB. Vários empresários e industriais entraram nesse movimento de solidariedade, perguntando no que podiam ajudar. Foi Lupion que agregou todos esses setores.

A aproximação com a Vale, por meio do diretor de Sustentabilidade e Relações Institucionais Luiz Eduardo Osorio, trouxe para o ministério uma parceria que foi fundamental para adquirir testes e insumos na China. Assim que a China voltou a exportar, os norte-americanos atuaram desfazendo contratos que já haviam sido firmados. Para desfazer essa confusão, era preciso alguém em território chinês que conhecesse a logística e a burocracia chinesas. Alguém que pudesse negociar, pagar, receber, certificar e embarcar esses materiais para o Brasil. A Vale fez isso, eles tinham pessoal qualificado e que conhecia todo o trâmite. Sem ela não conseguiríamos os 10 milhões de testes (5 milhões de testes rápidos e 5 milhões de RT-PCR), assim como os equipamentos de proteção individual que havíamos encomendado. O combinado era que, quando esses insumos chegassem à Vale, o ministério comprasse deles. Mas eles doaram todo o material, e essa ação da Vale puxou outras indústrias e empresas nacionais, em um movimento de solidariedade ímpar. Não era solidariedade ao governo, mas sim ao SUS, ao povo brasileiro.

Todas as noites, encerrávamos o expediente na casa do Lupion. Ele preparava o jantar para todo mundo. Saíamos dez, onze horas do ministério e íamos para lá. Lembro quando isso começou: havíamos tido um dia especialmente duro e invadiríamos a noite trabalhando no ministério. Sabendo disso, ele mandou fazer uma sopa. Chegou ao ministério com esse sopão para todo mundo. Ali ele conquistou a equipe, que passou a frequentar esses jantares na casa dele. Os restaurantes estavam fechados, a maior parte das pessoas morava sozinha, então era lá que a gente se reunia para baixar a adrenalina.

Formei uma equipe maravilhosa, isso posso dizer. E provocava suas competências até o limite. Eu era muito duro, exigente, mas eles davam conta. Cristina Nachif, para mim a cara do SUS, minha assessora especial Gabriella Rocha... são tantos nomes. Os nossos advogados Juliana Freitas e Ciro Miranda, por exemplo, olhavam toda a documentação. Tudo o que foi feito passou pelo crivo deles. Juliana fora advogada-geral da Câmara, então tinha um enorme entendimento de direito público, e Ciro vinha da Advocacia-Geral da União (AGU). Eles iam comigo para todos os lugares, MPF, Tribunal de Contas da União, faziam a redação dos processos. Foram fundamentais para fazer essa burocracia tão lenta trabalhar em 220 V.

O espírito dessa equipe pode ser resumido em um caso emblemático. Houve uma compra de kits e o laudo da Vigilância nunca saía. O Wanderson tinha feito uma parceria público-privada para isso, mas a coisa estava emperrada, presa na burocracia estatal. Irritado, na reunião da noite avisei que não sairia do ministério enquanto os advogados da Vigilância não aprontassem o documento. Às duas horas da manhã eu ainda estava lá, e toda a equipe continuou comigo. Disse várias vezes para irem para casa, mas ninguém saiu. Era esse o clima. A propósito, os advogados entregaram o papel e pudemos todos ir embora.

21

No mundo as coisas aconteciam numa velocidade enorme. Na Espanha, se colocavam corpos em rinques de patinação porque não havia caminhões frigoríficos suficientes para dar conta da quantidade de cadáveres que surgiam a cada dia. Uma imagem impressionante. Já no Palácio, as reuniões ministeriais continuavam seguindo o mesmo roteiro, ignorando a crise sanitária: Paulo Guedes exaltando as qualidades que atribui a si mesmo, Abraham Weintraub (da Educação) tentando mostrar que era o mais radical e ideológico da equipe, Damares Alves (dos Direitos Humanos) tratando de maneira conservadora a pauta de costumes, Sergio Moro (da Justiça) sempre muito reservado. Isso visivelmente agradava ao presidente. No entorno da mesa, os ministros militares permaneciam calados, sobretudo o vice-presidente Hamilton Mourão, sempre ali rabiscando alguma coisa, como quem completa os quadradinhos de uma palavra-cruzada.

O papel do presidente nesses encontros também se mantinha. Ele só se manifestava para verbalizar contra o inimigo da semana. Um dia, o adversário era a China, no outro, a Câmara dos Deputados na figura do presidente Rodrigo Maia. Sobrava vez ou outra para o presidente do Senado, David Alcolumbre, e quase sempre ataques pesados eram dirigidos à Globo e à *Folha de S.Paulo*. Eu nunca tinha espaço para expor a gravidade do problema da saúde pública.

Dificultava muito também o fato de que nunca fui de circular pelo Palácio do Planalto. Eu entendia que, se o presidente me chamasse, teria que estar presente. Mas não ia ficar batendo na porta, pedindo atenção. E não era possível que eu precisasse fazer isso. Querendo ou não, os acontecimentos claramente atropelavam sua visão estreita sobre a pandemia. Fora dos salões do Planalto o debate era intenso, não se falava de outra coisa. Naquele momento estava em pauta a medida provisória que flexibilizava as regras trabalhistas, por exemplo. Discutia-se se os contratos de trabalho poderiam ser suspensos por quatro meses ou não, além de novas normas referentes ao teletrabalho, férias coletivas, banco de horas. E o presidente ia para a TV em mais um pronunciamento, e me refiro aqui ao terceiro deles, feito no dia 24 de março, clamando pela volta à normalidade. O que ele sabia da doença? Que "o vírus chegou e brevemente passará"?

O ponto alto foi a afirmação de que, devido ao seu histórico de atleta, caso fosse contaminado "nada sentiria", ou seria apenas acometido por uma "gripezinha" ou "resfriadinho",[*]

---

[*] Canal "Planalto", "Pronunciamento do presidente da República Jair Bolsonaro", 24 mar. 2020. Disponível em: <https://www.youtube.com/watch?v=Vl_DYb-XaAE>.

diminuindo assim a gravidade de uma pandemia que estava chegando com força ao Brasil. Essa fala foi uma resposta direta ao médico Drauzio Varella, que, num vídeo publicado no dia anterior, dizia que "aquelas pessoas que, no dia de hoje, ainda dizem que não passa de uma gripezinha, isso é uma alienação total em relação a tudo o que está acontecendo no mundo. Muita gente tem perdido a vida".*

Foi espantoso. Bolsonaro falou tudo aquilo em rede nacional sem ter sido assessorado por nenhum de seus ministros, nem dos militares, nem da Casa Civil, por ninguém do Ministério da Saúde, nenhum técnico que conhecesse a doença. Ele fez aquele discurso se baseando apenas nas opiniões dos filhos e de seu entorno.

No dia seguinte já estava agendada uma reunião ministerial. O assunto não poderia ter sido outro. A maioria dos ministros concordou que aquilo de chamar a covid-19 de "gripezinha" tinha sido um erro e apontou que deveríamos posicionar o governo de uma maneira diferente. O presidente foi repreendido por todos, que disseram inclusive que ele não deveria mais fazer seus pronunciamentos sem assessoria. A verdade é que, com aquele tipo de atitude, ele constrangia todo o governo.

O presidente escutou quieto todo mundo dizer que ele não estava certo, até os mais alinhados com ele, como o Abraham Weintraub, e ficamos todos com a impressão de que ele concordava com as críticas.

---

* Canal "Drauzio Varella", "Quem minimiza a situação do coronavírus é um irresponsável", 23 mar. 2020. Disponível em: <https://www.youtube.com/watch?v=R20MG63Ju3M>.

22

O meu canal de contato com a presidência sempre foi o Ministério da Casa Civil. No início, o titular da pasta era o Onyx Lorenzoni, meu colega de partido. Depois, quando Onyx foi realocado no Ministério da Cidadania, aproximei-me do Walter Braga Netto, seu sucessor.

Braga Netto chegou durante a pandemia (assumiu no dia 18 de fevereiro), tentando montar um gabinete. Portanto, a Casa Civil ainda não tinha condições de ter a dimensão real do problema do novo coronavírus, e Bolsonaro não ouvia os técnicos, era assessorado pelos irmãos Abraham e Arthur Weintraub (assessor especial da Presidência) e pelos filhos, principalmente o Carlos, que se mudou para o Planalto e levou com ele vários assessores. O termo "gabinete do ódio", que circula bastante pela imprensa, não era usado dentro do Planalto, mas é basicamente formado por essas pessoas que gravitam em torno do Carlos, e que não usam a expressão para se referirem a si mesmas. Elas não interagem com ninguém além do presidente e de seus filhos, mas observam tudo, estão sempre presentes. A principal sala da Presidência virou o escritório dessa turma. Quem entrasse ali para falar com o Bolsonaro certamente se depararia com cinco ou seis deles.

Para mim, estava muito claro que qualquer conversa um pouco mais séria não tinha espaço para prosperar, mas eu precisava dividir com o presidente os estudos que tínhamos em mãos. Os números me serviam de base para recomendar os planos do Ministério da Saúde, e mostravam cenários alarmantes caso medidas de prevenção ao novo vírus não fossem adotadas. Eu queria que ficasse registrado que eu passara todos os dados para o presidente, que ele conhecia a gravidade da situação.

Trabalhávamos então com três possíveis conjunturas. Um dos cenários, elaborado pelo médico Júlio Croda, diretor do Departamento de Imunizações e Doenças Transmissíveis do Ministério da Saúde, previa 180 mil mortes caso o país não adotasse as medidas necessárias de distanciamento social e padrões rígidos de higiene e proteção. Tínhamos também o cenário do Wanderson, que trabalhava com a hipótese de haver entre 60 mil e 80 mil óbitos no Brasil durante a pandemia, e que levava em conta que o governo iria trabalhar direito: preparar, isolar bem, proteger os idosos, aumentar o número de UTIs (Unidade de Tratamento Intensivo) e de leitos, conseguir abastecer a rede toda. E, por fim, mostrei a estimativa feita pelo secretário-executivo do ministério, João Gabbardo, que naquele momento falava em 30 mil óbitos. Este último cenário eu sempre achei otimista demais.

Resolvi que o caminho era procurar o Braga Netto. Ele prontamente concordou em me receber. Fizemos uma reunião na Casa Civil na sexta-feira à tarde, dia 27 de março, em que estávamos eu, o meu assessor Renato Strauss, o ministro Sergio Moro e mais duas secretárias do Braga Netto.

Fizemos a apresentação sobre os três cenários possíveis, com mostras da situação estado por estado, o número de vagas que seria necessário abrir, o impacto financeiro, o perigo das mortes por desassistência. Já estávamos ali preocupados com Manaus, por exemplo, que tem um sistema de saúde limitado.* A apresentação desses números foi feita em uma TV na sala de reunião da Casa Civil. O Braga Netto assistiu a tudo com cara de espanto. Naquele momento, o Osmar Terra, ex-ministro da Cidadania e um dos influenciadores do presidente, falava publicamente que já sabia como o vírus se comportava, que em países de clima tropical os impactos seriam muito menores do que na Europa e que os números do corona não alcançariam os do H1N1. Estimava que teríamos mil mortes, aproximadamente. O ritmo de contágio seria, segundo ele, como o de inúmeras outras pandemias já enfrentadas no Brasil e no mundo. Não havia motivo para pânico. Ele ainda ia mais longe, alegando que os adversários do presidente Bolsonaro estavam quebrando a economia por conta de poucas mortes. Esse discurso do Osmar Terra era tudo o que o presidente Jair Bolsonaro queria ouvir.**

* O primeiro caso de infecção pelo novo coronavírus em Manaus foi confirmado em 13 de março.
** Entrevista com Osmar Terra na TV Câmara em 18 de março de 2020. Disponível em: <https://www.youtube.com/watch?v=cAo0B4PqokA>.

Mas o Braga e o Moro entenderam o que eu estava dizendo e ficaram impressionados. Moro chegou a usar a imagem de quatro Boeings caindo diariamente. Braga Netto pediu que eu mostrasse aquilo ao presidente. Eu já havia tentado, claro, mas ele não quis ver. Pedi, inclusive, que providenciassem uma tela qualquer na sala dele para que eu pudesse plugar meu pendrive cheio de números e gráficos que o ajudariam a entender a situação. Mas era sempre "agora não dá", "outra hora você passa". Ele nunca viu os números do Ministério da Saúde. Nunca. Nunca aceitou sentar comigo para ver a realidade que o seu governo estava para enfrentar.

Se Bolsonaro estava alheio à gravidade da pandemia, Sergio Moro e Braga Netto foram os primeiros a entender o tamanho do problema: de quantos leitos precisaríamos, como organizaríamos o isolamento e o porquê do distanciamento social e da diminuição total das atividades. Se estivessem com alguma dúvida, era só juntar aqueles números ali (na tela) com outros fatos preocupantes que começavam a surgir. A China não estava mais nos abastecendo com os equipamentos necessários, os Estados Unidos e a Europa compravam tudo, e nossos pedidos de material de proteção individual e respiradores estavam sendo cancelados. Isso deixava patente que nosso sistema de saúde não estava pronto para uma doença com aquele nível de transmissão, morbidade e letalidade.

Minha conversa com eles acendeu um alerta vermelho, e alguns ministros militares correram até o presidente pedindo mais atenção, pois a evolução da doença poderia ter desdobramentos dramáticos. Foi então marcado um encontro com Bolsonaro para as nove da manhã do dia seguinte, 28 de março, na biblioteca do Palácio da Alvorada, para que ele me ouvisse sobre o novo coronavírus. Fiquei com a impressão de que minha estratégia tinha dado certo, e que seria possível que ele cogitasse tomar outro caminho, mais sensato.

23

Cheguei às nove horas e Bolsonaro logo comentou que tinha recebido o ministro Gilmar Mendes às oito para um café da manhã. Ele estava extremamente irritado porque o governador de São Paulo, João Doria, estava tomando conta do noticiário e ainda reclamou do Wilson Witzel, governador do Rio de Janeiro. Para ele, a paralisação das atividades econômicas era um golpe dos governadores para inviabilizar seu governo e causar uma convulsão social. Esse seria, na cabeça dele, o motivo das medidas restritivas que estavam sendo adotadas, e ele não admitiria que fizessem isso. Aquele foi o seu recado antes de me ouvir.

A avaliação de Bolsonaro — sempre desprezando a gravidade da doença — era que, sem a atividade econômica, ele perderia o controle de qualquer tipo de condução do processo político do país. A crise que viria seria impossível de ser debelada, e ele se fixava na mesma argumentação de sempre: que o país veria o retorno do PT ao poder, que o grupo dele teria que se mudar do Brasil, e assim por diante.

Ele antevia quebra-quebras por causa da fome, invasão a supermercados, e que, para o governo, não sobraria alternativa a não ser a repressão. "Eu vou ter que pôr o Exército para cima do povo", dizia. "Povo com fome ninguém segura."

Todos os ministros foram ao encontro, com exceção de Sergio Moro. Curiosa foi presença do general Heleno, que havia anunciado no dia 18 estar com a covid-19. Ou seja, não haviam transcorrido nem dez dias do diagnóstico, e a quarentena dura catorze. (Coincidência ou não, dias depois o ministro Paulo Guedes foi para o Rio de Janeiro e se impôs dez dias de quarentena.)

Usei esse fato para dizer que ninguém estava compreendendo a gravidade da situação. A própria presença do general Heleno significava que a segurança de todos estava comprometida, pois era um homem infectado, com idade avançada e que poderia transmitir o vírus para os outros ali dentro.

"Não sei quem está orientando vocês, mas se vocês estão achando que isso não é nada, se orientem, porque a situação é grave", concluí.

Apresentei os números na tela, mas fiz uma cópia impressa de tudo, que entreguei nas mãos do presidente, na frente de todos os ministros, para que ele nunca dissesse que não tinha conhecimento dos fatos. Junto, anexei um documento em que eu pedia que ele acatasse as recomendações do Ministério da Saúde para que não ocorresse uma catástrofe.

Achei por bem adicionar que eu não era ministro por obra do além. Que o presidente deveria entender o que estava acontecendo porque, do contrário, a gente enfrentaria muitas dificuldades. Bolsonaro parecia aborrecido, mas ouvia calado. Entendi que poderia ser mais duro ainda. Aproveitei a presença dos militares e perguntei ao presidente se ele estava preparado para ver caminhões do Exército carregando cadáveres, como havia acontecido na Itália.

Falei aquilo numa referência clara a um episódio que já contei aqui. Quando o Wanderson declarou numa entrevista que a Vigilância em Saúde faria um protocolo de sepultamentos especial para esse período da pandemia, Bolsonaro se irritou e me disse que aquele era um assunto mórbido demais para ser tratado pelo governo federal. Insisti que a orientação teria que partir do ministério, senão esses procedimentos não seriam seguidos na ponta, e ele respondeu que era para mandar os regulamentos às favas e ordenou que eu não publicasse nada daquilo.

Ao final da reunião, depois de eu ter ficado por uma hora e meia oferecendo todos os elementos que provavam a gravidade do problema, ele mostrou que não estava nem um pouco convencido. Ali, ele assumiu a negação absoluta, e apelei: "Por favor, presidente, se o senhor quer mexer com a economia, então vamos abastecer os hospitais. Eu me comprometo a apresentar na reunião de ministros as condições com as quais a gente pode liberar qualquer mobilidade da população, em que cenário o Brasil pode recomeçar a reabrir. Uma abertura gradual".

Ele rebateu dizendo que havia lugares que não tinham nenhum caso e que estavam em *lockdown*. De fato, algumas cidades erravam por excesso. Mas, se o foco era a economia, ele tinha que saber que os três estados mais ricos, Rio de Janeiro, Minas Gerais e São Paulo, correspondem a cinquenta por cento do PIB. E nesses estados moram 85 milhões de pessoas, quase a metade da população do país. Então, se esses três estados voltassem às atividades de maneira irrestrita, os números de casos iriam explodir. E exatamente nos centros culturais, econômicos e turísticos do país. Seríamos tratados como um pária mundial. Esse seria o efeito de ir pelo caminho que ele queria.

Mas Bolsonaro se fechou nessa questão da economia. Insisti mais uma vez: "Por favor, se o senhor puder, deixe a gente trabalhar um pouco. Eu trarei para as reuniões as condicionantes".

Eu precisava de tempo para me organizar com os governadores, até para conseguir ajudar na economia. Fiz um apelo para que o presidente criasse um ambiente favorável a um pacto entre União, estados, municípios e setor privado para que todos pudessem agir juntos, seguindo regras e medidas de acordo com critérios científicos. Sugeri, inclusive, a criação de uma central de equipamentos e de pessoal, para possibilitar o remanejamento de leitos, respiradores e até de médicos e enfermeiros de um estado para outro, rapidamente, dependendo da demanda.

Essa minha fala era uma clara alusão a um evento que acontecera poucos dias antes, e não passou despercebida ao presidente. O Luiz Eduardo Ramos havia convencido Bolsonaro a fazer uma série de videoconferências com os governadores de todas as regiões do Brasil em busca de um alinhamento nas medidas de combate ao novo coronavírus. Entre os dias 23 e 24 de março, as reuniões com as regiões Norte, Centro-Oeste, Nordeste e Sul correram bem, até o dia

25, a data da videoconferência com o Sudeste. Bolsonaro rebateu de forma agressiva uma crítica de Doria, e o bate-boca entre os dois teve enorme repercussão, colocando a perder tudo o que havia sido construído com os governadores.

Foi quando Bolsonaro me perguntou se eu iria elogiar o governador de São Paulo, João Doria. Respondi que tinha que apoiá-lo, sim, pelas medidas que estava tomando, pois eram as corretas (e não só ele, todos os governadores e prefeitos estavam procurando preservar o sistema de saúde). E acrescentei: "Estou medindo palavras para não dizer isso publicamente, mas não vou desautorizá-lo".

Ele voltou à questão, queria saber se eu *elogiaria* o Doria ou não.

"Vou elogiar São Paulo", respondi. E ainda complementei que o presidente dos Estados Unidos, Donald Trump, já havia abandonado aquele caminho negacionista e que Bolsonaro ficaria sozinho com o Nicolás Maduro (presidente da Venezuela) e o Andrés Manuel López Obrador (presidente do México), que são líderes de esquerda. Achei que era um bom argumento.

Foi assim que acabou a reunião. Um esforço tremendo, com a unanimidade dos ministros dizendo que ele não deveria ir por aquele caminho da negação, que daquele jeito ele estaria isolado, mas ele encerrou a reunião do mesmo jeito que entrou nela. Fui o primeiro a sair, todos os outros ministros ficaram. Eu me levantei e disse: "O que eu tinha para falar, já falei. Se quiserem fazer as considerações de vocês, ficarão até mais à vontade com o presidente".

24

A verdade é que eu já tinha notado um mal-estar com a minha presença. Era como se eu representasse o carteiro que o presidente queria matar porque levava notícia ruim. Ele não queria recuar.

Decidi então usar os contatos que eu tinha com alguns jornalistas para pautar uma matéria que pudesse ajudar a mudar a conduta do presidente em relação à pandemia. Conversei com a Eliane Cantanhêde, jornalista que publica análises no *Estadão* e faz comentários para a GloboNews, e disse que tinha interesse em que o conteúdo da reunião na biblioteca do Palácio da Alvorada fosse vazado. Era uma forma de tentar colocar o Bolsonaro no rumo certo. Mas eu não poderia aparecer como a fonte da matéria, ela deveria guardar sigilo. Jornalista experiente como é, saberia dosar as informações no texto para que eu ficasse resguardado. Pelo menos foi o que imaginei.

Contei para a Eliane tudo o que havia sido falado no encontro, falei da projeção dos 180 mil mortos e de como

Bolsonaro reagiu a tudo. Ela publicou no *Estadão* de domingo (29) um artigo com tantos detalhes que ficou na cara que eu havia sido a fonte.

Ela transcreveu diálogos como: "Se morrerem mil pessoas, isso seria o correspondente à queda de quatro Boeings", que foi uma frase dita pelo Moro naquele encontro que teve comigo e Braga Netto na Casa Civil. Em seguida, conforme suas "fontes", eu disse: "Estamos preparados para o pior cenário, com caminhões do Exército transportando corpos pelas ruas? Com transmissão ao vivo pela internet?". A frase repercutiu em vários outros veículos.

Eliane escreveu que pedi ao presidente para que não menosprezasse a gravidade da situação nas suas manifestações públicas e, por exemplo, não insistisse em ir a um metrô ou um ônibus em São Paulo, como chegou a aventar em uma entrevista coletiva. Se fizesse isso, eu seria obrigado a criticá-lo. Saiu na matéria que eu teria dito a Bolsonaro que não iria pedir demissão no meio de uma crise, embora estivesse pronto para sair depois dela, se fosse o caso.

O recado estava dado, mas não adiantou nada. A postura do presidente continuou exatamente a mesma.

25

Certamente uma resposta ao meu pedido de que não saísse à rua — o que alguns ministros reforçaram, diga-se de passagem —, naquele mesmo domingo Bolsonaro pegou o carro e foi para Taguatinga, no entorno de Brasília, e parou no comércio local para falar com as pessoas. Promoveu uma aglomeração, cumprimentou um monte de gente e toda a imprensa divulgou com ar crítico o passeio do presidente. Ele fez tudo na mão contrária do que o Ministério da Saúde vinha recomendando. Fez o contrário do que havíamos conversado na reunião do dia anterior. E isso passou a ser a rotina.

Ficou muito difícil ter confiança no presidente. Todas as vezes em que conversávamos, ele dizia que me deixaria trabalhar, organizar o sistema, implementar o que fosse necessário. Mas falava isso de manhã e fazia o diametralmente oposto à tarde. Continuava indo ao encontro das pessoas, provocando ajuntamentos, dava declarações contra o distanciamento social. E foi depois da reunião na biblioteca do Alvorada que ele começou a ter esse tipo de atitude de forma mais sistemática.

Bolsonaro passou também a buscar a assessoria de outras pessoas para se contrapor aos dados e à estratégia do Ministério da Saúde. Chamou o Osmar Terra e a médica Nise Yamagushi, defensora da cloroquina como remédio salvador contra a covid-19, para uma conversa. O Palácio do Planalto passou a ser frequentado por médicos bolsonaristas.

No dia 1º de abril, me chamou na sala dele pedindo que eu falasse com alguns médicos que estavam lá. Eu estava numa reunião com a indústria farmacêutica e respondi: "Olha presidente, vocês já começaram aí e eu estou em outra reunião. Toca aí e o senhor depois me comunica o que é". Ou seja, ele estava conversando com médicos sobre a crise do novo coronavírus e só me chamou quando a reunião já estava em andamento.

Foi nesse dia que percebi que ele estava convocando por conta própria pessoas alinhadas à política que ele achava adequada, que era a da defesa da cloroquina e a da abertura da economia. Durante essa ligação, comentei que soube que ele havia chamado a Ludhmila Hajjar, que é goiana e médica do Hospital Sírio-Libanês, para uma conversa. Ele falou: "Eu mandei puxar a capivara dessa Ludmila e não gostei muito do que vi, não. Eu prefiro um pessoal mais alinhado com as nossas teses". Perguntei quais eram as "nossas" teses. A resposta foi "esse negócio de isolamento não dá". Então encerrei a conversa desejando boa reunião.

Eu não podia fazer nada. Ele queria no seu entorno pessoas que dissessem aquilo que ele queria escutar. E o que ele queria escutar era que a cloroquina era a salvação. Vamos dar esse remédio e pronto, está resolvido, era o que ele achava. Nunca na cabeça dele houve a preocupação de propor a cloroquina como um caminho de saúde. A preocupação dele era sempre "vamos dar esse remédio porque com essa caixinha de cloroquina na mão os trabalhadores voltarão à ativa, voltarão a produzir".

Até na produção da cloroquina o presidente é assombrado pela ideologia. A Fiocruz produz cloroquina há muitos anos e distribui para a região Norte. Mas o presidente determinou que o laboratório do Exército produzisse o medicamento. Fez isso porque acha que na Fiocruz só tem comunista. Consequentemente, se a Fiocruz ficasse responsável pela produção, seria enaltecer o comunismo. E, por fim, esse é um remédio muito simples de produzir, porque é só trazer a matéria-prima da Índia e colocar no comprimido. Qualquer fabriqueta de esquina produz cloroquina há mais de cem anos. Não tem mistério.

Para Bolsonaro a solução sempre foi simples: o projeto dele para o combate à pandemia é dizer que o governo tem o remédio e quem tomar o remédio vai ficar bem. Só vai morrer quem já ia morrer de qualquer maneira. E ele não conseguiu se desfazer da ideia mesmo com as pesquisas internacionais alertando para o risco do medicamento, dos seus efeitos colaterais, o risco da automedicação e sobre as sérias dúvidas quanto à eficácia da cloroquina no tratamento.

Sempre que eu ia ao gabinete dele, em cima da mesa havia caixas de cloroquina. Nunca tinha máscaras de proteção ou álcool em gel, mas a cloroquina estava lá. Ele bateu foto segurando caixas de cloroquina para colocar nas mídias sociais, como se aquilo fosse a saída para que as pessoas não adoecessem.

Como se dá a inclusão de um medicamento por recomendação do Ministério da Saúde? Os membros da Comissão Nacional de Incorporação de Tecnologias no SUS (Conitec), que é o órgão que dispõe sobre a assistência terapêutica e a incorporação de tecnologia no SUS, se reúnem para avaliar o assunto. Esse órgão é presidido pelo Denizar Vianna, da Secretaria de Ciência, Tecnologia e Insumos Estratégicos (SCTIE). Quando o assunto é medicamento, sempre contei com ele, que inclusive participava das coletivas. Então, a cloroquina foi aprovada* para uso compassivo, ou seja, em pacientes graves (internados sem intubação) e gravíssimos (intubados). Como não havia evidência científica de sua eficácia, passou a ser um remédio que ficaria à disposição nos ambientes hospitalares para os intensivistas que estivessem iniciando o processo de tratamento. Essa nossa recomendação levava em conta um dos efeitos colaterais mais comuns da cloroquina, a arritmia cardíaca, perigoso principalmente para pessoas mais idosas.

Outra coisa espantosa é sua visão sobre a morte. Na cabeça do Bolsonaro só morreriam pessoas com mais de oitenta anos, gente que já é doente, e tudo bem. Pessoas sadias não

---

* O uso da cloroquina como terapia adjuvante no tratamento de formas graves da covid-19 foi liberado no fim de março por meio da Nota Informativa nº 5 do Ministério da Saúde. Disponível em: <www.saude.gov.br/images/pdf/2020/marco/30/MS---0014167392---Nota-Informativa.pdf>.

morrem e estávamos, segundo ele, parando tudo por causa de pessoas que já iriam morrer de qualquer maneira.

Algumas vezes tentei argumentar que não era bem assim, que se as pessoas entrassem todas ao mesmo tempo num hospital faltariam leitos e respiradores, e então "pessoas sadias" morreriam também. Para tentar sensibilizá-lo, eu o coloquei no exemplo. "O senhor, que tomou uma facada na barriga, chegou ao hospital e precisou de um leito de CTI. Se eles estivessem lotados com toda essa gente com coronavírus, o senhor não teria sido atendido, não haveria vaga no CTI. Então, um cara que tomar uma facada na barriga igual o senhor, não vai ter atendimento, ele vai morrer da facada na barriga."

Tentei explicar num linguajar bem raso, porque se você falar em um linguajar normal ele não demonstra interesse, não dá atenção. Não era uma atitude de quem não entendia de um assunto, era simplesmente a atitude de quem não queria ouvir. E aquela minha postura, na cabeça dele, fazia parte do plano de desastre econômico dos governadores para prejudicá-lo. Ele acreditava na teoria de que a China tinha inventado a pandemia, de que o embaixador chinês estava aqui para derrubá-lo e que esse mesmo embaixador havia sido o promotor dos protestos de rua em 2019 no Chile contra o presidente Sebastián Piñera, e tinha trabalhado para que o Mauricio Macri perdesse a eleição na Argentina. O embaixador chinês era um agente para desestabilizar a direita na América do Sul e promover a volta da esquerda, e ninguém tirava isso da cabeça dele. O coronavírus era parte do plano.

Era um delírio de múltiplas conspirações, e que alimentava a tese de que o coronavírus fora produzido em laboratório, que era uma arma biológica, e isso ainda ia ser comprovado. Com esse monte de teorias absurdas, não havia espaço para o que eu dizia. Eu insistia para que me ajudasse, dizia que estávamos segurando a situação com muita dificuldade. "O SUS está começando a aumentar os leitos", eu dizia a ele. "Estamos fazendo hospital de campanha aqui, já conseguimos trezentos leitos ali. Vamos conseguir respiradores no mês de maio, vamos conseguir mais respiradores no mês de junho e vamos conseguir que tudo que a gente precisa chegue em julho. Então é importantíssimo segurar o isolamento social até abril ou até metade de maio, para termos o menor número possível de casos, senão nós não teremos leitos e morrerão pessoas por desassistência." Não adiantava.

Em outra tentativa para sensibilizá-lo, perguntei se ele já havia presenciado alguém morrer por falta de ar. Ele disse que não, e descrevi como é. A pessoa vai ficando roxa na sua frente, ela não tem como colocar o oxigênio para dentro, é como morrer com uma mão apertando o pescoço. Morrer de asfixia é uma morte bruta. Uma morte doída. Eu, médico, prefiro ver uma morte por hemorragia, morte por traumatismo craniano, a ver uma morte por asfixia. Se acontecer dentro da casa da pessoa, ou se acontecer na porta do hospital, se acontecer sem assistência, não tem ninguém que esqueça uma morte nessas condições. Viver ou morrer é desígnio de Deus, mas não dar condições para que as pessoas lutem pela vida é inaceitável. Disse isso para o presidente, mas ele novamente não se mostrou convencido.

26

Durante o mês de março o noticiário brasileiro se voltou quase totalmente para o novo coronavírus. No Ministério da Saúde já estudávamos estratégias de propaganda para informar a população dos riscos e como proceder para evitar o contágio desde o início da pandemia, mas agora a pauta se tornara urgente. No entanto, como se daria, na prática, a veiculação dessas informações?

Começamos com um pequeno vídeo. Chamei o pessoal da Comunicação do Ministério da Saúde, que tem uma verba específica para campanhas, e falei que as coisas estavam mudando muito rápido e que não daria para soltar um filme em determinada data se, na semana seguinte, já teríamos que dar outra informação (e que poderia, inclusive, contradizer a anterior). "Preciso de algo que seja rápido", disse a eles. Eu queria a voz de um locutor lendo um texto com informações básicas que apareceriam na tela. Então foi criada uma campanha geral em que o elemento principal era um narrador dizendo: "O Ministério da Saúde alerta: lave as mãos, use álcool em gel". No começo era aquilo. E a gente sabia que chegaria a hora em que teríamos de dizer: "São Paulo, faça isso. Manaus, faça aquilo. Isso é para veicular lá, isso é para veicular aqui".

A pandemia teria momentos diferentes, sempre tive essa noção. Então aquele foi um bom começo. Com isso, o pessoal da Comunicação do Planalto começou a perceber que existia uma epidemia, ao contrário do restante do governo, para quem ainda não havia caído a ficha.

A partir daí, Fábio Wajngarten, chefe da Secretaria de Comunicação do governo federal, a Secom, entrou no circuito. Eu disse a ele que precisávamos de ações informativas, peças publicitárias bem didáticas e sem tom ufanista para orientar as pessoas em casa, as que precisavam sair para trabalhar e as que estavam chegando do exterior, sobretudo dos países que mais padeciam com a epidemia. Falei da minha ideia de colocar uma chamada de texto com um locutor lendo as medidas. Bem simples, e que poderia ser mudada rapidamente, só trocando as informações da locução quando necessário, algo realmente dinâmico.

O Wajngarten me olhou e disse que aquilo era um absurdo. Que ele iria montar uma campanha a partir de doações, realizada de graça por artistas, cantores, jogadores de vôlei, jogadores de futebol. A questão é que aquilo não saía nunca do papel. Desconfiei daquele plano, expressei com cuidado as minhas ressalvas, mas eles tocaram a ideia assim mesmo.

Tempos depois a Secom apresentou três peças pilotos do tipo "Pra frente Brasil", um negócio ufanista, passando a mensagem "vamos juntos para essa guerra", "vamos vencer essa batalha", "corrente pra frente". Isso tudo com musiquinha, verde e amarelo na cara, bandeiras. Era uma coisa completamente diferente da que eu tinha pensado. Era quase como se pegassem a doença para fazer uma promoção do "espírito coletivo" do brasileiro, como uma publicidade de Copa do Mundo.

Cheguei um pouco atrasado à reunião de apresentação dos programas pilotos, depois que eles tinham passado o primeiro vídeo. Quando terminei de ver o segundo, falei que aquilo não tinha nada a ver com o que o ministério precisava veicular. A resposta de Wajngarten foi a de que eles tinham gostado muito do primeiro vídeo que, diga-se de passagem, era ainda mais ufanista que o segundo. Argumentei que não poderiam fazer a campanha daquele jeito, pois seria um equívoco tratar a pandemia da covid-19 do ponto de vista nacionalista e otimista. Tive que pedir para não dizerem que era só mais uma gripe. "Parem com isso!", concluí.

Wajngarten não me ouviu, e já nem sei por que me surpreendi com isso. Como ele disse que a campanha não iria custar nada, resolvi não interferir mais. O que aconteceu na prática foi que depois de uma semana eles ligaram para o Ministério da Saúde pedindo dinheiro para veicular a campanha. Eu falei: "Negativo, vocês não falaram que ia ser gratuito?".

"É, mas não vai rolar gratuito, precisa pagar."

Eu respondi: "Bom, se precisa pagar, tem que licitar. Se tem que licitar, eu não recebo nenhuma campanha vinda daí porque não fui eu que licitei. A não ser que vocês queiram pagar com o dinheiro da Comunicação".

Eles disseram que não tinham dinheiro e que a verba teria que sair do Ministério da Saúde. Eu falei não. "Por aqui vai ter que ser licitada e, se eu tiver que fazer isso, vou começar do zero."

Percebi que naquele momento o Wajngarten queria muito mais fazer propaganda para promover o governo e tentar diminuir a importância do problema criando um clima ufanista do que propriamente orientar a população. Seria muito mais lógico ter uma campanha de orientação, com a proposta que tínhamos de peças simples, só com um locutor e letreiros, do que aquilo. No fim, foi bom porque aquela parafernália ufanista acabou não sendo veiculada em nenhum tipo de canal.

A essa altura, já estava absolutamente clara para mim a postura do presidente de tirar o corpo fora de qualquer responsabilidade em relação à pandemia. A negação e a recusa em ver os números eram apenas a ponta de um iceberg, que no caso era a total falta de apoio ao Ministério da Saúde. Ao mesmo tempo comecei a perceber uma enorme adesão da opinião pública às ações da pasta que eu dirigia. Então, no meio dessa confusão toda, tive um estalo. Percebi que não precisaríamos de campanha nenhuma. Eu iria usar a capacidade de comunicação do próprio Ministério da Saúde. Para que fazer propaganda no meio dessa enxurrada de cobertura? A imprensa já estava fazendo esse trabalho, e muito bem. Não fazia sentido gastar com publicidade.

Foi então que se tornaram mais intensas as minhas participações nas coletivas. A imprensa poderia ser uma grande aliada na missão de levar à população as informações que eu precisava passar.

Até então, eu aparecia a intervalos regulares e, na maior parte das vezes, deixava Wanderson Oliveira ou o João Gabbardo dos Reis à frente das entrevistas. Eu ia apenas em momentos que considerava importantes. Isso mudou.

Com minha decisão, o presidente passou a ficar incomodado com a cobertura feita pela imprensa das ações do ministério e o protagonismo do seu ministro. Para mim, era perfeito. A imprensa ajudava o ministério a divulgar os protocolos de uma maneira fácil, orgânica, e ainda permitia que eu interagisse com as pessoas. Foi então que começou uma interação não só com os jornalistas de TV, mas também com os jornais *Folha*, *Estadão*, *O Globo*, *Correio Braziliense*, entre outros. Os correspondentes em Brasília passaram a ser meus interlocutores e participaram dessa crônica diária da crise. Alguns se tornaram confidentes, mas de uma maneira geral todos foram fundamentais na disseminação de boas práticas num momento de crise tão grave da saúde dos brasileiros.

Conversei com eles que seria importante que o trato das matérias ajudasse a levar o presidente para um ponto de convergência com o Ministério da Saúde. Que mostrasse que o melhor caminho era o que estávamos tomando. Foi uma relação próxima e sempre muito respeitosa.

Eu falava da nossa atuação, abria os números de casos, e a imprensa fazia as perguntas que queria. A repórter da *Folha* Natalia Cancian, a Delis Ortiz da TV Globo, as repórteres da Record, todas elas vinham falar comigo antes das coletivas. Eu dava as deixas do que seria importante na abordagem. Elas perguntavam se havia novidades e eu dizia para prestarem atenção em tal coisa, em tal detalhe, em tal dado. E aquilo que eu ia mostrando e dando ênfase, que era a mensagem que eu queria passar, era depois retratado em todos os jornais, em todas as rádios, em todas as redações. Graças a essa enxurrada da cobertura da imprensa, foi veiculado muito pouco material de propaganda institucional sobre a doença. Os jornalistas entenderam a gravidade da situação e me ajudaram dando destaque aos temas que o Ministério da Saúde julgava essenciais.

Um deles, claro, era o isolamento social, um ponto de conflito com o presidente Bolsonaro. Felizmente, a Saúde vinha ganhando essa guerra de comunicação. Mesmo com o presidente passando a mensagem de que a covid-19 era um problema menor e incentivando as pessoas a saírem de casa, a população estava aderindo ao isolamento. Mas havia outro ponto, também discutido no Ministério da Saúde. A quantidade maciça de informações sobre a pandemia era necessária, mas também podia causar efeitos psicológicos negativos nas pessoas. O Wanderson usava a expressão infodemia, que é a epidemia por excesso de informação. Veicular muitas notícias sobre um só assunto pode ser algo tóxico.

As pessoas, em sua maioria, estavam presas dentro de casa e todos os meios de comunicação, da TV ao podcast e o YouTube, de manhã, de tarde e de noite, falavam sobre a epidemia. As cenas do colapso sanitário na Itália, na Inglaterra, na França e no resto do mundo eram impactantes, e do sofá elas assistiam à doença avançando, chegando cada vez mais perto. Aquilo começou a causar um estresse tremendo. A cobertura do *Jornal Nacional*, da abertura até o final, era quase totalmente sobre o novo coronavírus. E o jornal teve sua duração ampliada, passando de meia hora, quarenta minutos, para uma hora e pouco.

Então, na coletiva do dia 28 de março, falei que as pessoas deveriam conversar entre si em casa, que desligassem um pouco a TV. Eu sabia que isso também teria o efeito de agradar os bolsonaristas do governo, claro. Eu planejava falar que a TV era um pouco repetitiva, que o noticiário estava muito ácido. Mas, na hora, o adjetivo que me veio foi "sórdido". O restante da coletiva foi perfeito, mas este trecho deu confusão.

> Desliguem um pouco a televisão. Às vezes ela é tóxica demais. Há quantidade de informações e, às vezes, os meios de comunicação são sórdidos porque eles só vendem se a matéria for ruim. Publicam o óbito, nunca vai ter as pessoas que estão sorrindo na rua. Senão, ninguém compra o jornal.

Essa frase foi infeliz e não era a minha intenção chamar a imprensa de sórdida. Eu queria a cobertura do nosso lado. Aí o *Jornal Nacional* fez uma nota rebatendo minha fala. A apresentadora Ana Paula Araújo leu o seguinte texto:

> O ministro da Saúde encontrou uma outra maneira de agradar o presidente. Ele criticou o trabalho da imprensa afirmando que os meios de comunicação são sórdidos porque, na visão dele, só vendem se a matéria for ruim. Na pandemia de um vírus letal contra o qual não há medicamento ou vacina, é estarrecedor que ele não reconheça que o nosso trabalho, o trabalho de todos os colegas jornalistas daqui da Globo, mas também de todos os veículos, é

um remédio poderoso. Dar informação para que o povo possa se proteger. Há muitos trabalhos essenciais. Os dos médicos e enfermeiros em primeiro lugar. Mas nós jornalistas estamos nas redações e nas ruas arriscando a nossa saúde para cumprir a nossa missão e fazemos isso com orgulho.

Vi aquilo e fui conversar com o José Carlos Aleluia, meu assessor especial no Ministério da Saúde. Aleluia, como disse anteriormente, vem da política baiana, é habilidoso e sabe como ninguém ler o cenário político. Ele então me aconselhou: "Peça desculpas à imprensa. Vai pegar bem".
Segui o conselho.
No dia seguinte, declarei na coletiva que queria me desculpar com os jornalistas.

> Aqui eu falei dos meios de comunicação outro dia, ficaram bravos comigo porque eu fiz um comentário sobre a cobertura, e eu peço desculpas. Eu acho que a gente quando erra, a gente erra. Naquele momento o que eu quis dizer foi o seguinte: leia um livro, discuta, escuta uma música, procura conversar, estamos na quaresma, leia um pouco a Bíblia, procure outras possibilidades.

Foi nesse momento que os laços entre mim e o presidente Jair Bolsonaro se distenderam de vez. Ele não gostou nada de eu ter pedido desculpas à Globo. Com a ajuda do Aleluia, eu começava a me diferenciar do presidente, que estava tomando atitudes que iam na mão contrária da medicina e da ciência. Bolsonaro é alguém que não sabe reconhecer seus erros e muito menos pedir desculpas.

27

O distanciamento entre a Saúde e o resto do governo ia ficando cada vez maior. Na reunião ministerial de 31 de março, eu e Paulo Guedes entramos em atrito por causa do reajuste do preço dos remédios. O ministro da Economia queria liberar o aumento de preços e defendi que não fazia sentido esse tipo de medida durante uma pandemia. A discordância é algo normal no ambiente político, mas esse embate foi acima do tom.

Todo o problema aconteceu porque o Guedes não havia se inteirado sobre as regras para o reajuste de preços no setor farmacêutico. Esta é uma das poucas áreas que, desde a época do governo Fernando Henrique Cardoso, continua com preços tabelados, definidos pelo governo. Já estávamos no segundo ano de gestão de Bolsonaro e o ministro da Economia não sabia disso.

A regra diz que, uma vez por ano, os ministérios da Economia, do Planejamento e da Saúde devem se reunir para decidir os valores do aumento dos medicamentos. Isso ocorre sempre depois de um diálogo com o setor farmacêutico. O pleito dos laboratórios chega e vai para a mesa ministerial. A partir daí é tomada a decisão.

Na reunião do dia 31 estávamos justamente discutindo essa questão, porque se aproximava o prazo final para ser publicado o reajuste. Só que já havia sido estabelecido que o reajuste seria de 3,4 por cento, e que eu tinha que assinar concordando com a medida. Mas não achei que fosse correto aumentar preço de remédio em meio a uma brutal crise sanitária. Falei: "Poxa, no meio de uma pandemia, com pessoas sem dinheiro, uma multidão de desempregados, e o governo vai anunciar aumento de remédio? Olha o desgaste para o presidente. Sendo que os lucros das empresas farmacêuticas são muito expressivos em todos os anos e está todo mundo fazendo sacrifícios. Não é hora de dar esse reajuste".

É bom lembrar que, no meio da crise, Paulo Guedes se isolou no Rio de Janeiro, numa quarentena voluntária por medo de ser contaminado pelo novo coronavírus. Mas retornou a Brasília para essa reunião. Eu já tinha avisado o Braga Netto, da Casa Civil, que pela regra estava acabando o prazo para assinar o reajuste, mas que o presidente poderia, numa canetada, estender a negociação por mais sessenta dias. Era só dizer que não concordava com os números e jogar o problema para a frente.

O Paulo Guedes, que até então parecia alheio a tudo, saiu do transe em que parecia estar e falou: "Negativo, eu não admito tabelamento".

Ele sequer sabia que o preço dos medicamentos era tabelado, e muito menos que a questão poderia ser postergada. A ideia não era cancelar os reajustes, mas sim adiá-los para um momento mais favorável. Tentei argumentar com o Guedes que um adiamento poderia ser importante para a própria indústria farmacêutica, pois a flutuação do dólar, que é um item dramático na tabela dos remédios, estava subindo muito e o reajuste de 3,4 por cento seria insuficiente para os laboratórios. Eles iriam pedir um reajuste maior na sequência, não havia dúvidas. Mas Guedes interrompeu a minha fala e disse, em tom muito alto, que eu não poderia fazer aquilo porque o assunto era da competência dele, não do ministro da Saúde. Disse para eu não me meter na economia. Ele perdeu a classe, foi agressivo. E achei que era o caso de rebater no mesmo tom.

"Querer se meter na economia? É você que deveria estar se interessando pela Saúde para entender a sua economia. Porque você não está entendendo nada."

Guedes nunca ouvia o que eu tinha a dizer. Nunca pediu um dado, nunca procurou saber de nada do que se passava na minha pasta, simplesmente desprezava toda e qualquer informação do Ministério da Saúde.

Ele falou mais alto, eu falei mais alto. Ele tentou me interromper, eu não deixei: "Agora você fica quieto, porque eu fiquei quieto quando você estava falando!".

Mourão deu um tapa na mesa e gritou: "Vamos parar com isso!".

Bolsonaro assistia a tudo calado, de olhos arregalados.

Depois do grito do Mourão, falei que a proposta de adiamento havia sido conversada com a indústria farmacêutica, que já esperava a medida. Mourão intercedeu de novo: "Então conversa lá com eles, Mandetta".

O Ricardo Salles entrou na conversa e explicou ao ministro da Economia que eu já tinha conversado com os laboratórios, que o adiamento não seria surpresa. Eu me virei então para o Guedes e disse que ele não conhecia o setor em que atuava. E completei: "Estou salvando o presidente de pagar esse mico".

Nesse momento, o presidente me agradeceu. Veja bem, isso aconteceu duas semanas antes de eu sair do ministério. Depois de tudo o que já tinha ocorrido, eu ainda estava tentando proteger o governo, porque iríamos tomar uma pancada enorme da imprensa e desagradar a opinião pública. Teria sido péssimo reajustar o preço dos medicamentos em meio a uma pandemia.

Paulo Guedes é um economista afeito aos números, às teorias, mas não conhece gente, não conhece povo, não conhece rua, não conhece o chão, não conhece o SUS, não conhece política social. Zero. E essa falta de povo, essa falta de entender gente fez com que ele jamais se interessasse pela realidade que tínhamos nas mãos. O ministério que mais tem contato com o povo é o da Saúde. Sabemos onde as pessoas estão e do que elas vivem. Sabemos tudo. E o Guedes não conseguia entender isso.

Verdade seja dita, depois desse episódio o Guedes mudou um pouco. Passou a liberar com mais rapidez o orçamento para a Saúde e, embora por um caminho tortuoso, acabou ganhando em mim um aliado, pois eu antevia a crise orçamentária que se avizinhava no Ministério da Saúde. Depois desse dia, a equipe econômica passou a buscar mais informações com a gente. Há um espaço de tempo entre uma votação de orçamento e a disponibilização efetiva do dinheiro, e a pressão era enorme. Os estados e municípios, assim que sabiam que uma votação tinha sido feita e aprovada, já começavam a cobrar os recursos. O fato de a Economia estar mais perto ajudou bastante.

28

O mês de abril começou com o novo coronavírus avançando pelo mundo. Eram mais de um milhão de infectados no planeta, com os Estados Unidos à frente nas estatísticas — só em Nova York cerca de 1,5 mil mortes tinham sido contabilizadas. O Centro de Controle e Prevenção de Doenças (CDC) norte-americano recomendava que não deveria haver relaxamento da quarentena até os casos começarem a cair. Na Europa, a França ultrapassava a casa dos 5 mil mortos, enquanto a Itália se aproximava dos 14 mil; os espanhóis continuavam sob estritas regras de confinamento; em Portugal, todos os aeroportos para voos comerciais estavam momentaneamente fechados; no Reino Unido, o secretário de Saúde britânico Matt Hancock, ao aprovar um corte salarial aos jogadores do Campeonato Inglês (Premier League), declarou que todos deveriam dar sua cota de sacrifício. O presidente da Rússia, Vladimir Putin, decretou que os russos não poderiam ir ao trabalho durante todo o mês de abril. Paquistão e Alemanha anunciaram a continuidade das medidas de isolamento, e as

Forças Armadas alemãs mobilizaram 15 mil soldados para ajudar as autoridades regionais na distribuição de equipamentos médicos. Na Arábia Saudita passou a haver toque de recolher em Meca e Medina para impedir a propagação do vírus. No Peru, Colômbia e Panamá foram adotados rodízios para diminuir o número de pessoas nas ruas.

O Brasil então registrava mais de trezentas mortes e cerca de 8 mil infectados. Já havia a recomendação do uso de máscaras, e o Ministério da Saúde publicou uma portaria convocando cerca de quinze categorias da área da saúde (enfermeiros, psicólogos, fisioterapeutas etc.) para realizar uma capacitação, em caráter emergencial, para atuar no SUS, no combate ao novo coronavírus.

Além da pressão normal de gerir um ministério em meio à maior crise sanitária desde a década de 1910, eu sofria cada vez mais com o fogo amigo vindo do presidente, de seus filhos e entorno. Considero-me uma pessoa resiliente, mas um dia passei a mão no telefone e liguei para o meu pai. Precisava desabafar. Disse a ele que não estava aguentando mais aquela situação, que era impossível trabalhar daquele jeito, sendo permanentemente boicotado, e que cogitava sair do governo. Meu pai, Hélio Mandetta, é médico também, tem 89 anos, e foi muito direto. Entendia perfeitamente minha agonia, mas decretou: "Não saia. Um médico nunca abandona seu paciente, meu filho. O Brasil é seu paciente. Vá até o fim".

Respirei fundo e acatei: seguiria em frente.

Em 3 de abril, eram fortes as especulações sobre a minha saída. No dia anterior, Bolsonaro havia declarado que eu precisava "ter mais humildade" e que não andávamos nos "bicando". "Foco na doença, vida que segue" foi a minha resposta, e segui para a coletiva de imprensa. Previ que teríamos semanas duríssimas pela frente, e continuei me contrapondo aos questionamentos do presidente. Na coletiva, ressaltei que eu era mais um médico a serviço do Brasil — e da conversa com o meu pai tirei a frase que estamparia as manchetes de vários jornais: "O compromisso do médico é com o paciente. E o paciente agora é o Brasil".

A sentença "Médico não abandona paciente" me acompanharia até o final.

29

Domingo era o único dia da semana em que eu não ia para o ministério, tirava para ficar com a minha família. Tentava relaxar um pouco, porque as semanas eram muito intensas. Naquele dia 5 de abril, eu estava em casa com a minha mulher, Terezinha, vendo TV, quando foi ao ar uma reportagem sobre um vídeo em que o Bolsonaro falava, em tom de ameaça, de um ministro que o estaria desagradando.

A fala aconteceu em frente ao Palácio da Alvorada. Bolsonaro havia se encontrado com apoiadores que se aglomeravam em frente à residência oficial do presidente, quando fez um desabafo, certamente sabendo que seria gravado e divulgado. Disse que poderia usar a caneta para trocar um ministro e que alguns de seus subordinados "viraram estrelas, falam pelos cotovelos, têm provocações".

Era uma fala dura. "A hora dele não chegou ainda, não. Vai chegar a hora dele. Que a minha caneta funciona. Não tenho medo de usar a caneta, nem pavor, e ela vai ser usada para o bem do Brasil."

Assim que a reportagem terminou, a Terezinha se virou para mim e disse: "Olha que absurdo isso que ele falou".

"Ele está falando isso aí para mim", respondi.

Aquilo mexeu com os meus brios.

Ele não tinha citado meu nome, mas é claro que era para mim. A imprensa inteira entendeu aquela fala como um recado para o ministro da Saúde.

Passei a mão no telefone, muito irritado, e liguei para o general Luiz Eduardo Ramos, ministro-chefe da Secretaria de Governo, que estava ao lado do presidente durante as declarações. Disse a ele que havia chegado no meu limite, que não dava mais. Eu estava medindo palavras até aquele momento, tinha sido parceiro do presidente, conduzido uma política séria, estava protegendo o governo, estava o tempo todo imaginando o melhor jeito de dizer as coisas, escolhendo as palavras, conversando com os outros ministros, com o Supremo Tribunal Federal, fazendo todo um trabalho de composição, e o presidente da República vai e fala em público que a minha hora iria chegar?

O Ramos tentou contemporizar ao telefone. Disse que estava lá no dia da frase, que também havia achado errado o que o presidente falou e me pediu calma. Respondi que para mim não tinha mais calma e que faria uma coletiva no dia seguinte para chutar o balde. Eu estava de cabeça quente.

A segunda-feira chegou e ficou aquele clima ruim. Crescia a apreensão sobre a minha demissão. Bolsonaro convocou uma reunião no Palácio do Planalto na parte da tarde. Todos os ministros foram convocados, inclusive eu.

Na hora marcada, o presidente pediu para todos os assessores e presidentes de estatais saírem. Ficaram só os ministros de Estado. A reunião foi conduzida de forma que todos os ministros trataram sobre seus temas e fiquei para falar por último. O penúltimo a falar foi o general Fernando Azevedo e Silva, ministro da Defesa. Ele dizia que uma das atribuições de um comandante era dizer para onde vamos, qual é o caminho a seguir. Peguei esse gancho e comecei a minha fala dizendo ao presidente: "Eu não sabia por onde começar, mas vou começar pela fala do general Fernando. Qual é o rumo que o senhor quer para o país? Porque o rumo que o senhor está tomando nos levará para uma situação catastrófica. É um rumo equivocado. Quando eu falo uma coisa para o senhor, o senhor diz que concorda, mas depois faz o contrário. O senhor está se assessorando sobre a pandemia do coronavírus com pessoas que não são do Ministério da Saúde. O senhor marcou reunião aqui dentro com médicos, com ex-secretários de Saúde porque quer formular uma ideia de que a cloroquina nos salvará dessa pandemia, uma ideia de que vamos voltar à normalidade por causa do remédio. E não faz isso por causa de saúde, mas por causa da economia. O senhor está usando um pretexto de saúde, mas está pensando na economia. O seu ministro da Economia jamais teve a curiosidade de pegar o telefone e ligar para o Ministério da Saúde para entender as nossas posições sobre a pandemia. Daqui da equipe da economia, só o Roberto Campos Netto me liga preocupado, duas, três vezes por semana, para pegar os números e saber o que está acontecendo. Ele sabe o que está esperando por ele no Banco Central. O Ministério da Economia não sabe. Essa história de que o PIB (Produto Interno Bruto) vai cair meio ponto percentual e que o senhor vai solucionar a crise econômica com 5 bilhões de reais está completamente equivocada".

Disse isso porque o Paulo Guedes havia declarado que a economia do país iria crescer mais de 2 por cento antes da pandemia. Depois calculou uma queda de meio por cento por causa da pandemia. A seguir, projetou que a queda poderia ser de um ponto no PIB. E calculou que gastaríamos entre 5 e 8 bilhões de reais para pagar essa conta, e que a recuperação seria rápida. Assim que acabasse a pandemia, segundo ele, o governo iria pegar as reservas internacionais e liquidar esse furo da dívida que havia crescido. Ele dizia coisas como "vamos surpreender todo mundo, o Brasil vai dar um show", "nós vamos decolar e voltar com a demanda reprimida", "no segundo semestre a gente já volta a crescer".

Falei que era um equívoco essa avaliação. Comparei com a greve dos caminhoneiros, que durou uma semana e derrubou meio ponto do PIB. "Essa crise do coronavírus vai durar cinco meses", falei. "Será muito mais dura. O mundo inteiro vai retrair. Vocês não entenderam nada."

Eu ainda estava com a frase do presidente engasgada na garganta. Se não queria seguir o caminho que eu apresentava, que tivesse coragem e me demitisse, que me exonerasse, que arrumasse outro ministro.

"Porque não adianta o senhor me mandar ficar e fazer tudo ao contrário do que o Ministério da Saúde orienta. Eu não sei mais o que fazer. Estou sendo leal, estou trazendo os números, estou mostrando, estou explicando, não estou inventando da minha cabeça. Esses são os números que a gente tem."

No final, eu disse: "O senhor tem que me demitir. Seria mais leal de sua parte. O senhor quer cobrar lealdade, mas lealdade é uma via de mão dupla. Não se pode ser leal unilateralmente. O senhor está sendo desleal. Porque o senhor fala uma coisa e faz outra. Então o mais leal que o senhor tem a fazer, já que tem essa ideia de vamos dar um remédio que ninguém sabe o que é, vamos colocar todo mundo para trabalhar, o mais leal é o senhor trocar o ministro. A minha vida continua. Não tem ninguém aqui que tenha mais noção de pátria, porque o senhor fica falando de pátria, de nação, e ninguém aqui tem mais ou menos noção que o outro".

E continuei: "Não é porque o cidadão um dia vestiu uma farda que ele é mais patriota ou menos patriota. A minha noção de pátria eu sei de onde vem. Vem da educação do meu pai, da minha mãe, vem dos imigrantes tanto quanto de qualquer um que está aqui dentro. Então está todo mundo aqui preocupado com o Brasil? Eu também estou. Não é possível que o senhor me veja como um opositor ao seu governo dentro do Ministério da Saúde. Isso não tem cabimento. O momento é grave".

Foi uma reunião muito dura. E eu disse a ele que, no meu estado, se uma pessoa diz "sua hora vai chegar", significa ameaça de morte. O curioso é que ele me observou dizendo tudo isso quase como um lutador que foi nocauteado em pé. Ele ficou sem reação. Então o Braga interveio: "Vamos acabar essa reunião".

Eu estava saindo da sala quando os cinco ministros militares (Walter Braga Netto, Luiz Eduardo Ramos, Augusto Heleno, Bento Albuquerque e Fernando Azevedo) e o vice Hamilton Mourão me cercaram. Eu ainda não tinha passado pela porta quando falaram: "Você não sai do governo. Calma, já falamos com ele. Você precisa ir agora conversar com o presidente, não é assim".

Eu olhei para o Mourão e disse: "Isso vai contra os meus princípios e os seus também".

Ele me encarou espantado e continuei: "Porque está tudo justo e perfeito e entre colunas".

Esse é um lema da maçonaria. E há uma série de valores maçônicos que dizem que quando você presencia uma situação de injustiça, de deslealdade, você é obrigado, como maçom, a se posicionar. Porque a maçonaria é um local de filosofia, onde você busca atitudes virtuosas, melhorar como ser humano, ou pelo menos é para isso que ela se presta. Ele não respondeu, mas entendeu.

Ainda na porta, Ramos me puxou de lado e disse que a frase "seu dia vai chegar" não era para mim, mas para o Sergio Moro, outro que havia entrado em rota de conflito com Bolsonaro por causa da tentativa de o presidente de interferir em nomeações na Polícia Federal. A posição de Moro de ministro intocável, que abrilhantava o governo com sua trajetória contra a corrupção, enfrentava a resistência do presidente. A biografia do Moro incomodava, pois o presidente queria mais autonomia e mais ingerência no Ministério da Justiça, principalmente na PF do Rio de Janeiro. O Moro não tinha um Aleluia em sua vida. Não conhecia a arte da política, não tinha uma vivência de Brasília, dos caminhos da política, que nunca são óbvios. Mas, naquele momento, era eu que estava em evidência, portanto entendi que o recado era claramente para mim, apesar de o Ramos insistir que não.

Falei para os cinco que estava indo para o Ministério da Saúde, mas o Braga Netto me informou que eu tinha que subir para outra reunião, que seria importante eu participar de uma conversa.

"Que reunião?", perguntei. "Eu vou para o ministério porque preciso dar uma coletiva e está todo mundo lá. Há uma especulação enorme se eu vou ou não deixar o ministério e eu preciso falar sobre isso."

Mas o Braga Netto insistiu e me conduziu para outra sala do Palácio do Planalto onde já se encontravam várias pessoas.

30

Estavam reunidos ali os médicos Nise Yamagushi e Luciano Dias Azevedo, ambos defensores da cloroquina, e mais umas oito ou dez pessoas — o Barra Torres, presidente da Anvisa, a Ana Carolina Rios, da Agência Nacional de Saúde Suplementar (ANS), o André Mendonça da AGU, o Wagner Rosário, ministro da Controladoria-Geral da União (CGU), o Jorge Oliveira, ministro-chefe da Secretaria-Geral da Presidência da República, o ministro Augusto Heleno, o Marcos Pontes, do Ministério da Ciência, Tecnologia e Inovações, entre outros. Ou seja, não era uma reunião informal. Provavelmente vinha de conversas que o presidente já mantinha com o grupo.

Cheguei extremamente incomodado. A pauta era a cloroquina e notei que já haviam providenciado o texto de uma sugestão de decreto. O Bolsonaro queria mudar a bula do remédio para incluir a covid-19. Enquanto eles falavam, eu rapidamente passei a vista no documento e vi que estavam pensando em baixar o uso da cloroquina por decreto presidencial. Um risco grande para a própria presidência. A médica explicou que, na visão dela, a bula do remédio deveria ser mudada pela Anvisa. Aquele decreto seria uma espécie de protocolo do governo, orientando o uso do medicamento.

Nesse ponto, a Anvisa é muito rigorosa, não pode mudar uma bula assim. Então estavam pensando num decreto presidencial, já que o Ministério da Saúde não tinha elementos para propor isso para a Comissão Nacional de Incorporação de Tecnologias no SUS (Conitec). A minha opinião era a de que, se havia médicos querendo utilizar o medicamento, que fizessem por sua conta e risco, o medicamento estava nas farmácias. O Estado não poderia ser responsável por um remédio que poderia agravar o estado de saúde de algumas pessoas. Não tenho problemas com medicamentos, acho que têm que estar à disposição para combater as doenças, mas é preciso haver um cálculo dos riscos e benefícios. Ninguém usa Novalgina porque está com medo de ter dor de cabeça. Não adianta. Cloroquina é um medicamento com muitos efeitos colaterais, não pode ser usada em larga escala. Não é como a ivermectina, que também não vai curar você da covid-19, mas se você tiver algum verme, vai servir para alguma coisa.

Pedi a palavra quando os médicos terminaram de falar e perguntei qual era a formação deles. Disseram que eram imunologista e anestesista, então observei que aquela reunião deveria ter sido feita primeiro entre eles e a Sociedade Brasileira de Imunologia e a Sociedade Brasileira de Anestesiologia, para que tivessem um embasamento maior e pudessem, pelo menos, falar pelo conjunto de seus pares. Apenas dessa forma poderíamos dar um passo à frente nesses protocolos. Porque nenhuma das pessoas que estavam ali tinha formação técnica para discutir o tema. Se me dessem licença, eu poderia inclusive marcar uma reunião com o Conselho Federal de Medicina, para que emitissem uma nota técnica sobre a questão. Se as opiniões fossem convergentes, tudo bem, se não fossem, o medicamento deveria ficar a critério do médico e seu paciente. O Jorge concordou comigo e, na sequência, Barra Torres afirmou que a Anvisa não faria nenhuma mudança na bula da cloroquina sem embasamento científico.

Pedi licença e voltei para o Ministério da Saúde, onde todos os funcionários me aguardavam no térreo, pois achavam que eu poderia ter sido demitido na reunião ministerial. A exoneração não aconteceu, mas o rumo realmente estava errado e não havia mais clima para permanecer no governo.

Fiz uma fala rápida para minha equipe, que me recebeu com palmas, e segui direto para a coletiva no Emílio Ribas. O "vai ou fica" no cargo já havia colocado meu nome no ranking dos mais citados no Twitter, e, antes que a entrevista começasse, eu disse: "Hora de trabalhar, por favor, já falei, *lavoro, lavoro, lavoro*".

Ao contrário do que muitos pensam, eu não preparava minhas falas com antecedência. Aprendi a me comunicar bem desde os tempos de colégio sob o Sistema Preventivo de Dom Bosco. Minha turma participou de uma experiência construtivista e meu professor, padre Valter, foi quem me apresentou à leitura, hábito que carrego para a vida toda. Ou seja, quando veio toda essa exposição, eu tinha muito repertório de leitura, estava preparado.

Se você pegar o vídeo dessa coletiva, verá que passei várias mensagens. Sei que uma boa comunicação é condição fundamental para se atravessar qualquer crise, e essa foi a maneira que achei de dar respostas que não podia dar de modo frontal, direto. Então, nesse dia, ao citar Platão, a canção do Almir Sater etc., foi tudo de propósito.

As principais mensagens dessa coletiva têm a ver com algumas questões. A primeira é a liderança. Se você comparar meu discurso com as declarações feitas pelo Bolsonaro na véspera, fica patente a diferença entre um chefe e um líder. O chefe dá ordens e exige demonstrações públicas de submissão de seus subordinados, porque na verdade é um inseguro, precisa disso para ter a ilusão de que está acima de todos. O líder reconhece seus funcionários, não tem medo de perder sua autoridade. Por isso abri o discurso agradecendo e falando da minha equipe, dividindo o trabalho no ministério com todos aqueles que, justiça seja feita, são os responsáveis pelo sucesso das políticas planejadas numa pasta.

O mito da caverna, de Platão, que li pela primeira vez quando tinha catorze anos, foi também um recado para o presidente Jair Bolsonaro. Para quem conhece o livro, Bolsonaro representa aqueles que só enxergam as sombras projetadas no interior da caverna. Essa realidade projetada é o comportamento ignorante de quem acha que sabe tudo, e nunca vai saber que só conhece os reflexos do mundo exterior projetados numa parede. Ter certezas não o torna um sábio. E o fato de a obra de Platão ter tido uma enorme procura nas livrarias na sequência da coletiva causou uma irritação enorme no governo.

Dei esses e outros recados de modo consciente, inclusive passei o significado de praticamente todas as minhas falas para o Renan Santos, que fez um vídeo para o canal do Movimento Brasil Livre (MBL) no dia 7 de abril explicando meu pronunciamento em detalhes.

31

No dia seguinte, almocei com os ministros militares Fernando Azevedo (Defesa) e Bento Albuquerque (Minas e Energia) no Ministério da Defesa. Éramos só nós três, e eles tentaram justificar a preocupação do presidente com a economia. Bento falou que o consumo de energia havia caído muito, e que era um indicador da dramaticidade da paralisia das atividades do país. O Fernando, que é um homem muito sábio, correto e firme, me fez entender que havia muitos atravessadores entre mim e o presidente. Segundo ele, eu deveria tentar estabelecer um canal de comunicação direto com Bolsonaro, para que houvesse maior clareza. Insistiu que eu permanecesse na Saúde e organizasse o que fosse preciso para combater a pandemia. Resolvi ali que deveria conversar com o Bolsonaro e aparar as arestas.

Depois do almoço, eu tinha uma coletiva junto com o ministro da Casa Civil, o Braga Netto, então aproveitei para pedir que ele marcasse um horário com o presidente.

Ele agendou essa conversa para o dia seguinte de manhã, a quarta-feira de 8 de abril.

Fui sozinho até o presidente Bolsonaro e pedi que colocássemos uma pedra no que havia acontecido naquela reunião ministerial.

"O senhor desabafou, eu desabafei, vamos olhar para a frente e ver no que eu posso ajudar."

Eu realmente não tinha outro objetivo além da conciliação. Foi uma conversa boa.

Ele disse: "Pois é, Mandetta, mas e esse negócio da cloroquina?".

Respondi: "Presidente, esse negócio da cloroquina é uma aventura. A gente não pode colocar a digital do governo nisso, porque não tem nada provado sobre a eficácia desse medicamento. Se lá na frente a ciência falar que o remédio não serve, o gasto que o senhor determinou vai ser colocado como improbidade. E se as pesquisas falarem que a cloroquina, além de não ter eficácia, causa a morte de dez por cento a mais de pacientes? Vai ser péssimo. Deixa isso como está. Nós já autorizamos a cloroquina para o tratamento de pacientes graves, para o paciente hospitalar. Quem está indo para o hospital está usando. O médico que quiser prescrever na ponta que prescreva, que assuma o risco com o paciente".

"E o remédio é muito barato, fácil de fabricar, o mercado vai dar conta de abastecer, se for o caso. A cloroquina é uma coisa que tem mais de cem anos, não tem patente, não tem nada. A Fiocruz produz, tem genérico. Não esquenta a cabeça com isso, não. É melhor assim. Quando sair algum artigo dizendo que a cloroquina é eficiente, aí o senhor põe a digital do governo. Eu acho isso melhor. Porque, hoje, na mesma situação da cloroquina, estão a ivermectina e outras cinco ou seis drogas que estão sendo testadas."

E continuei: "A ivermectina é aquele remédio para tratamento e controle de parasitas para o gado, de uso pecuário. Tem gente tomando. Por que o senhor não indica esse remédio como faz com a cloroquina?".

O Bolsonaro e os filhos têm uma encanação com esse negócio de gado, porque os apoiadores do presidente são chamados assim pelos adversários. Não falei de propósito, só depois me caiu a ficha de que aquilo poderia ter soado como uma provocação.

Ele só respondeu: "Esse aí não".

Realmente havia médicos receitando ivermectina para melhorar o sistema imunológico dos pacientes, apesar de não haver nenhuma comprovação de que fosse eficiente. O senador Omar Aziz (PSD), do Amazonas, me ligou para contar que havia tomado uma injeção de Ivomec por indicação do seu médico. Aziz não ficou doente, mas soube que o médico que aplicou a injeção pegou o coronavírus e foi parar na UTI.

No final da minha conversa com o presidente, combinei de mantermos uma rotina para eu atualizá-lo sobre os dados da pandemia no país. Eu chegava ao Ministério da Saúde bem cedo e a primeira coisa que fazia era ver os números do dia anterior. Acertei que às nove horas da manhã eu iria até a sala dele para dizer como havia amanhecido o país em relação à pandemia.

"O senhor vai ter o relatório mais limpo possível. O mesmo que eu estiver trabalhando será o que o senhor estará trabalhando. Eu vou dizer os pontos que eu acho que a gente devia focar, que cidade temos de olhar mais de perto, até onde dá para o senhor negociar, e dessa maneira vamos falar a mesma língua. Porque do jeito que está não está bom, está dando muito ruído. Se o senhor precisar de qualquer coisa, eu posso passar aqui antes da coletiva para darmos uma olhada juntos se tem alguma coisa a ser apontada para a imprensa, digo mais ou menos o rumo que vou seguir na minha fala... São dois momentos rapidinhos por dia. Tudo bem?"

Ele concordou.

Naquela mesma quarta-feira, quatro horas da tarde, fui para falar com o Bolsonaro antes da coletiva. Perguntei se estava tudo bem e ele me disse que faria um pronunciamento à nação. Questionei se queria algum dado da saúde, alguma informação. E ele disse que não, que a fala seria sobre o auxílio emergencial de seiscentos reais à população mais carente. Comentei que seria uma pauta positiva para ele, até falei: "Aí é que o senhor tem que fazer política. Deixa a saúde fora do pronunciamento. Agora a saúde está ruim. A hora em que a saúde estiver boa, o senhor faz política aí".

O presidente foi para a sala ao lado gravar o pronunciamento. Ele ficou sentado na cadeira em que seria filmado, e em seu entorno estavam os cinegrafistas, uma pessoa penteando seu cabelo, os filhos Flávio e Carlos Bolsonaro e seus assessores, e o Arthur Weintraub. Cumprimentei todo mundo e fui para a coletiva de imprensa.

Nessa gravação ele fez tudo o que, naquela manhã, me disse que não faria. Propagandeou a cloroquina, disse que o médico Roberto Kalil, adoecido pela covid-19, tinha tomado o remédio e melhorado (disse o mesmo do dr. David Uip em outras ocasiões). Fiquei perplexo, porque horas antes ele tinha concordado que não era bom insistir no discurso da cloroquina como remédio salvador. Os Estados Unidos já tinham tirado a cloroquina do site do órgão de saúde, porque começaram a tomar processos por causa das dúvidas sobre a eficácia e os efeitos colaterais do medicamento. O Bolsonaro usou um pronunciamento que era para falar do auxílio emergencial para falar da cloroquina.

Mesmo com esse sinal desanimador, insisti e, no dia seguinte, quinta-feira, mantive o compromisso de ir duas vezes conversar com ele, na parte da manhã e da tarde, sobre o avanço da pandemia no Brasil e as medidas a serem tomadas. Mas, nesse mesmo dia, uma reportagem de TV deixaria muito claro que o gabinete do presidente era um terreno minado para mim.

32

Se por um lado eu contava com o apoio dos militares do governo, por outro, setores do bolsonarismo conspiravam para minha queda. No dia 9 de abril, o jornalista Caio Junqueira, do canal de TV a cabo CNN, colocou no ar uma reportagem que tratava de uma conversa entre o ministro da Cidadania, Onyx Lorenzoni, e o ex-titular da pasta, o deputado federal Osmar Terra, em que tramavam puxar meu tapete.

Junqueira ouviu e gravou o diálogo depois de ligar para Osmar Terra, que atendeu ao telefone, mas nada falou. O deputado deixou o aparelho captando sua conversa com o ministro da Cidadania e deu para ouvir os dois falando sobre a minha demissão e a mudança da política do governo de enfrentamento ao novo coronavírus no Brasil. Foram pouco mais de catorze minutos de gravação. É óbvio que não foi acidental. O Osmar Terra, que também é médico, sempre esteve alinhado ao discurso de Bolsonaro contra a quarentena e tinha o desejo de ser ministro da Saúde.

No trecho inicial da conversa gravada pelo jornalista, Osmar Terra defendia a mudança da política do governo. "Tem que ter uma política que substitua a política de quarentena", dizia. Era tudo o que o Bolsonaro gostaria de ouvir.

Terra também dizia que a atuação do Ministério da Saúde, definida por mim, não estava protegendo o grupo de risco e que o ideal seria estabelecer uma política especial para os municípios onde há asilos. Eles também faziam projeções muito generosas sobre o número de mortos pela pandemia. Onyx estimava em 4 mil o número de mortos e Terra achava que seria menos gente, "entre 3 e 4 mil" óbitos. "Vai morrer menos gente de coronavírus do que da gripe sazonal", ele disse. Isso era música para o ouvido do presidente. Ele também afirmava que as restrições à circulação de pessoas deveriam ficar circunscritas a São Paulo, Rio de Janeiro e Fortaleza.

Depois de traçarem planos para o Ministério da Saúde, passaram a falar de mim.

Onyx: Eu acho que esse contraponto que tu tá fazendo...
Terra: É complicado mexer no governo por que ele [Mandetta] tá...
Onyx: Ele não tem compromisso com nada que o Bolsonaro está fazendo.
Terra: E ele [Mandetta] se acha.
Onyx: Eu acho que [Bolsonaro] deveria ter arcado [com as consequências de uma demissão] ...
Terra: O ideal era o Mandetta se adaptar ao discurso do Bolsonaro.
Onyx: Uma coisa como o discurso da quarentena permite tudo. Se eu estivesse na cadeira [de Bolsonaro]... O que aconteceu na reunião

[do dia 6 de abril em que eu desafiei o Bolsonaro a me demitir] eu não teria segurado, eu teria cortado a cabeça dele...
Terra: Você viu a fala dele depois?
Onyx: Ali para mim foi a pá de cal. Eu já não falo com ele [Mandetta] há dois meses. Aí acho que é xadrez. Se ele sai, vai acabar indo para a secretaria do Doria [João Doria, governador de São Paulo].
Terra: Eu ajudo, Onyx. E não precisa ser eu o ministro, tem mais gente que pode ser.

Apesar desse vazamento proposital de uma conversa claramente conspiratória contra mim, e travada entre dois apoiadores próximos do presidente, mantive o compromisso de me encontrar com Bolsonaro para abastecê-lo com dados sobre a pandemia.

O encontro da manhã não aconteceu porque o presidente tinha apontado na sua agenda que teria um compromisso externo. De tarde, às quatro e meia, fui até a sala dele e vi o Braga Netto na entrada do gabinete presidencial. A porta estava aberta e atrás do Braga Netto vinha o Arthur Weintraub, assessor especial da Presidência da República e irmão do ministro da Educação.

Arthur olhou para mim e bateu a porta na minha cara com toda força. Eu e Braga Netto trocamos um olhar de surpresa. Eu disse ao ministro da Casa Civil que iria para a coletiva e perguntei se, diante daquela cena, eu ainda deveria falar com o presidente. Braga disse que sim, que era importante eu entrar para falar com Bolsonaro. Fiz o que ele sugeriu.

Quando entrei, já estavam na sala os três filhos de Bolsonaro e o Arthur Weintraub. Cumprimentei a todos e disse:

"Presidente, queria aproveitar que o Eduardo Bolsonaro está aqui e dizer que estou mantendo contato telefônico com o embaixador da China, porque eu preciso trazer equipamentos e materiais que estão parados lá e não será brigando com o sujeito que eu vou conseguir isso. A China pode ser indiferente a nós, ela pode nos ajudar ou não ajudar. E se ela não ajudar, será uma catástrofe. Que então seja pelo menos indiferente. Eu não consigo tirar nada deles, as compras estão caindo uma atrás da outra".

O Eduardo começou a falar mal do embaixador chinês. De novo batendo na tecla de que o homem tinha a missão de fazer a esquerda voltar ao poder no Brasil, que havia desestabilizado a direita no Chile e na Argentina. Respondi ao Eduardo que se ele conseguisse os produtos de que eu precisava com os Estados Unidos, que ele dizia serem seus aliados, não precisaria costurar nada com o embaixador chinês.

"Se você conseguir pelo menos 2 mil respiradores com os Estados Unidos ou qualquer outro país, eu não precisarei falar com a China. Agora, eu preciso resolver esse assunto."

Eduardo não deu resposta.

Para piorar o clima, a TV estava sintonizada na CNN, que repercutia a conversa vazada do Onyx Lorenzoni com o Osmar Terra. O Onyx já tinha me ligado para falar do assunto. Eu disse que eles poderiam ficar tranquilos que eu não tinha ido ali para tratar daquele tema. Perguntei se Bolsonaro tinha alguma orientação para a coletiva de imprensa, ele disse que não tinha nada. Falou só que comeria um sonho na padaria. Todos riram. Não entendi por que razão ele me falou que iria para uma padaria comer sonho, então fui embora dali para a coletiva.

Quando cheguei na sala onde seria a entrevista, o Braga veio na minha direção e me disse que a ordem do presidente era para eu cancelar a coletiva. Falei que alguém teria que dar os números e ele sugeriu que o Wanderson Oliveira falasse sozinho com os jornalistas. A justificativa era a repercussão do diálogo entre Osmar Terra e Onyx Lorenzoni.

Enquanto isso, Bolsonaro saiu do Palácio e foi até uma padaria que fica justamente a duas quadras da minha casa. Era o mesmo estabelecimento aonde eu tinha ido com a minha mulher comprar pão no domingo anterior. A Terezinha entrou no local e fiquei do lado de fora, depois fomos para casa. Não havia nenhum nexo o Bolsonaro ter ido justamente naquela padaria comer sonho. Ele não mora ali perto, nunca frequentou aquele estabelecimento.

Entendi, então, o motivo daquela visita: se eu reclamasse que o Presidente estava saindo e causando aglomeração, apareceria em seguida uma foto ou vídeo meu no mesmo local. No dia em que a Terezinha foi comprar pão ali, algumas pessoas me abordaram para pedir para tirar fotos e eu concordei. Eu também tinha entrado numa loja para comprar chá e mel. Isso me fez acreditar que eu estava sendo monitorado e seguido pelo serviço de informação do presidente. Ou então que o pessoal do Bolsonaro já tinha detectado em alguma rede social a minha foto com alguma pessoa na rua. Aquilo foi um recado para me dizer que ele sabia dos meus passos, da minha vida.

33

Quando a conversa entre Onyx Lorenzoni e Osmar Terra veio à tona, o prefeito de Salvador, ACM Neto, declarou que, embora condenasse a atitude de Onyx, conhecia o correligionário há tempo suficiente para não ter se surpreendido.* Ele estava fazendo referência a uma história de 2016, quando o ministro da Cidadania era deputado federal e fora escolhido relator do Projeto de Lei nº 4850, que ficou conhecido como Projeto das Dez Medidas contra a Corrupção — um texto que nasceu de uma campanha da força-tarefa da Lava Jato de Curitiba e que trazia itens muito polêmicos, como restrições ao habeas corpus, premiação monetária para delatores, e que transformava caixa dois em crime com efeito retroativo, ou seja, seria crime mesmo para quem tinha praticado o delito antes de a lei entrar em vigor, um absurdo em termos legais.

---

* "ACM Neto e a punhalada de Onyx em Mandetta", *O Globo*, Coluna Lauro Jardim, 15 abr. 2020.

O episódio que vou narrar foi um trauma dentro do Democratas e estava em segredo até agora. E, ainda que de modo torto, foi essa história que me levou ao governo Bolsonaro.

A confusão aconteceu quando Onyx começou a negociar os itens das dez medidas com as lideranças dos partidos. Ele havia sido indicado relator do projeto graças ao esforço do Rodrigo Maia, que acabara de ser eleito para o seu primeiro mandato à frente da Câmara dos Deputados, e convenceu os líderes dos outros partidos a dar a relatoria para ele. Havia muita resistência ao texto e esperava-se que o Onyx pudesse tornar o processo mais ameno, debatendo ponto a ponto as questões mais polêmicas.

Quando o projeto já estava na reta final, os deputados leram o texto e perceberam que o Onyx não tinha aliviado em nada os artigos mais controversos. Isso encadeou uma insatisfação enorme entre os parlamentares, o que também constrangia o DEM. Afinal, o Onyx tinha sido uma escolha do partido para aquela missão. O projeto tinha emendas, destaques, alterações do texto, mas nada havia sido feito com relação à questão de o caixa dois ser incluído no Código Penal. E a previsão de um prêmio em dinheiro para delatores permanecia, o que desagradava demais os parlamentares.

Onyx dava encaminhamento a esse projeto sob os holofotes da imprensa, que acompanhava tudo passo a passo. O Ministério Público Federal, em geral, e a Lava Jato, em especial, se manifestavam a cada novo lance. Era tudo muito intenso.

Em uma reunião na casa do Rodrigo Maia, Onyx ouviu críticas muito duras ao seu comportamento e à maneira como estava conduzindo o processo. A reação dos deputados presentes beirava a revolta. Onyx ouvia, mas não arredava o pé de fazer exatamente o que os procuradores da Lava Jato do Paraná queriam. Muitos deputados haviam sido alvos de operações e reclamavam das arbitrariedades cometidas pelo grupo paranaense, que agora era o fiador das propostas das dez medidas.

O fato é que, no dia seguinte ao da reunião na casa do Rodrigo Maia, cheguei de manhã à sala do Democratas e encontrei o deputado Pauderney Avelino, meu correligionário do Amazonas. Perguntei se seriam mesmo votadas naquele dia as dez medidas e ele me disse que estava um rolo só, porque todo mundo estava enfurecido com o Onyx. Como não se chegava a um acordo, já havia inclusive um movimento entre os parlamentares para tirar o Onyx da relatoria. A ideia era colocar outra pessoa no lugar e apresentar um novo relatório.

Seria péssimo para o Democratas, e fiquei de conversar com o Onyx.

Saí da sala do Democratas, que fica perto da Presidência da Câmara, e fui até o gabinete do Onyx, no anexo 4. Quando cheguei ele estava na sala de reunião com seus assessores. Perguntei o que estava acontecendo e me propus a ajudá-lo, a modular a lei para que ficasse um texto possível de ser aprovado. O Onyx estava muito nervoso e tinha desistido de negociar os artigos. Reclamou comigo da postura de seus correligionários, que ele acreditava estarem tentando prejudicá-lo. Eu disse que precisava haver um acerto, porque senão iam tirá-lo da relatoria. Foi quando ele tirou o celular do bolso e me disse: "Ouve isso".

Era a gravação de tudo o que fora dito na reunião do dia anterior na casa do Rodrigo Maia. Quando eu ouvi, tomei um susto. A gravação mostrava os deputados reclamando do projeto, dizendo que iriam ser prejudicados pelas novas leis, falando mal da Lava Jato. "Quero ver eles aguentarem a mídia em cima deles", Onyx comentou. Na verdade, não havia nenhum crime ali, mas era uma conversa dura, com impropérios contra os membros do Ministério Público. O Poder Judiciário e o Ministério Público tinham muita força naquele momento, e o Legislativo estava sob pressão. Todos ali queriam achar a melhor redação para as dez medidas e resolver o impasse, e aquela gravação só iria tornar o processo mais penoso.

"Você gravou escondido a reunião?", perguntei.

Ele respondeu que havia gravado sem querer.

Eu estava perplexo. Isso no meio político é pecado mortal. Quem faz isso nunca mais é chamado para nenhum tipo de conversa em lugar nenhum. Você perde as condições mínimas de credibilidade para sentar-se à mesa. Não tem saída, vira um pária, todo mundo fecha a porta. Nem no maior delírio um deputado pode fazer isso. Em 2016, o Delcídio do Amaral foi cassado do mandato de senador porque na delação que fez para sair da prisão na Lava Jato se comprometeu com o Judiciário a secretamente gravar as conversas que tivesse com os senadores. Foi cassado por unanimidade por causa disso.

Saí dali e liguei imediatamente para o Pauderney, que estava na casa do Rodrigo Maia. Pensei: "Esses caras vão tirar o Onyx da relatoria e vai dar merda". Decidi ir até lá, e ele já estava reunido com uns quinze parlamentares, preparando a saída do Onyx. O Pauderney me recebeu na porta e pedi para ele tirar o Rodrigo da reunião naquele instante. O Pauderney ainda tentou argumentar, dizendo que o presidente da Câmara não poderia se ausentar do debate naquele momento, e eu falei duro: "Manda parar a reunião, porque vocês foram gravados. Chama o Rodrigo. Fala para ele me encontrar sozinho".

Fui até o escritório, que ficava ao lado da sala de reuniões, e logo o Maia apareceu. Falei para ele: "Não troque o Onyx, porque ele gravou a reunião de ontem. Eu não vejo nada de dramático ou comprometedor, mas é ruim que isso venha a público".

O Rodrigo ficou branco. Voltou para a reunião e suspendeu a troca da relatoria do projeto das dez medidas. Saí de lá e fui para o gabinete do Ronaldo Caiado, que já era senador. O Abelardo Lupion, que estava em Brasília naquele dia, estava lá também. O Caiado mandou chamar o Onyx na sala dele, fechou a porta e foi a maior bronca que já vi alguém dar na minha vida. Ele exigiu que o Onyx apagasse a gravação, passou o maior sabão. E Onyx ouviu tudo quieto, sem retrucar.

No dia da votação, Onyx foi para o plenário totalmente isolado, ninguém passava perto dele, não davam nem um boa-noite. Ele falou no tempo regulamentar defendendo seu relatório, mas tudo o que propôs o plenário votou contra. Um placar avassalador derrotou a proposta das Dez Medidas contra a Corrupção. Foi um massacre. A Câmara inteira

votou contra e isso ficou na conta da inabilidade do relator.*
Mas só uma parcela pequena de parlamentares soube do áudio gravado pelo Onyx, até por isso o episódio nunca vazou. Ele já não era muito popular. Enfim, aquilo foi tenebroso.

Dali para a frente o Onyx perdeu totalmente o trânsito no Parlamento e ficou isolado. Não tinha companhia nem no café. Passou a ser um deputado das sombras, nem na bancada ficava. Eu era um dos únicos que falava com ele, pois sentia certa dor na consciência por ter escutado a gravação e ter ido lá desarmar a bomba. Mas, se eu não fizesse isso, a confusão teria sido muito maior.

Após esse episódio e com a proximidade das eleições, o Onyx começou a procurar o então deputado Jair Bolsonaro com o argumento de que uma candidatura dele, apoiada pelo DEM, traria para o partido muitas vantagens. Ele chegou a pensar na possibilidade de o Bolsonaro se filiar ao Democratas, mas o partido não quis nem conversar com o Bolsonaro, o que foi um erro.

* O Projeto de Lei das Dez Medidas contra a Corrupção foi idealizado em 2015 por procuradores da operação Lava Jato e chegou ao Congresso no ano seguinte, após campanha que recolheu quase 2 milhões de assinaturas. Foi protocolado pela Associação Nacional dos Procuradores da República (ANPR) como iniciativa popular. Em sua versão original, o texto previa punições contra crimes do colarinho branco, como o caixa dois de campanha. Mas, durante a discussão no Congresso, o relatório, feito pelo deputado Onyx Lorenzoni, foi alterado pelos parlamentares e passou a ter trechos como a criminalização do abuso de autoridade cometido por magistrados e membros do Ministério Público, mudanças tidas como uma retaliação à Lava Jato. O texto tramita há mais de quatro anos, já passou pela Câmara e pelo Senado e voltou para análise da Câmara em razão de alterações dos senadores. Ainda não foi votado em definitivo.

O Onyx percebeu que, se fosse o ungido do Bolsonaro, conseguiria angariar a simpatia dos eleitores e obter votos para se reeleger. Depois do episódio da gravação, sabia que não poderia mais contar com o DEM, que, de uma maneira ou de outra, sempre o apoiou nas eleições. Então se aproximou do Bolsonaro, se colocou dentro da campanha e sofreu uma metamorfose. Entendeu que tinha que ser mais evangélico, ter um comportamento mais conservador. Ele já tinha um discurso armamentista, de direita, e deu um passo ainda mais à direita para ficar na mesma sintonia de Bolsonaro e seu entorno.

Bolsonaro, já como pré-candidato, estava tendo dificuldades na área da economia. A saída encontrada pelos seus apoiadores não foi a de treiná-lo, mas sim encontrar um nome para cacifá-lo. Bolsonaro sempre se saiu muito mal quando questionado sobre qualquer coisa de economia. Mesmo tendo passado décadas no Parlamento, ele se embananava com perguntas simples, como quando foi questionado por uma pessoa no aeroporto sobre o que pensava do tripé macroeconômico (metas de inflação, superávits fiscais primários e regime de câmbio flutuante). Ele não soube responder, e o vídeo viralizou.

Bolsonaro chegou a receber o apoio de um economista de Brasília, um profissional de terceira linha que passou a se apresentar como o guru da economia do candidato. Mas o mercado reagiu mal. Foi então que colocaram o Paulo Guedes na história. O mercado reagiu bem, subiram as ações, subiu a Bolsa, e o Onyx percebeu que essa poderia ser a fórmula para montar outros ministérios. Bolsonaro começou a crescer nas pesquisas. Ele adorou aquilo e o crédito foi todo para o Onyx.

Logo o Onyx se tornou uma espécie de guia político do Bolsonaro. Foi ele quem levou o Bolsonaro e o filho Eduardo para a Coreia do Sul, para que aprendessem sobre o modelo educacional que tinham adotado naquele país. Fez isso para que o Bolsonaro, quando perguntado sobre educação, não precisasse se estender em explicações que não saberia dar. Então a fórmula era dizer: "Viajei para a Coreia do Sul e vou implementar aqui um sistema parecido". Ficaria bem com a classe média. Ele não tinha um nome como o de Guedes para essa área. Na educação, em vez de um nome, a referência dele era um país.

Foi nesse contexto que o Onyx me chamou para conversar. Ele precisava de alguém na área da saúde para dar uma assistência ao Bolsonaro. Quatro anos antes, eu já tinha feito sugestões para os programas de governo do Aécio e do Eduardo Campos, esse tipo de consultoria não era novidade para mim.

Eu estava na marquise da Câmara dos Deputados fumando meu cigarro quando o Onyx apareceu com o Bolsonaro e o filho dele, Eduardo, e pediu que eu falasse um pouco sobre saúde para eles. Fiquei ali alguns minutos falando sobre o SUS, sugeri que se concentrasse no que chamamos de atenção básica (ou primária) à saúde que ele não erraria, ou seja, acesso universal, indissociabilidade da saúde ao desenvolvimento econômico-social e participação social — três componentes caros ao SUS, diga-se de passagem —, e que falasse do Programa de Agentes Comunitários de Saúde (pacs). "Diga que irá fazer gestão clínica das doenças." "Fale de ações, que vamos diminuir o custo pelo cuidado, pela prevenção."

O Onyx depois me procurou e falou:

"Obrigado, você vai ser ministro. O cara vai ganhar".

"Ainda tem muita água para passar debaixo dessa ponte", foi o que respondi.

Mas ele estava subindo, e cresceu ainda mais. Sempre que perguntavam para o Bolsonaro sobre saúde, ele dizia alguma coisa que eu havia falado para ele. Eu tinha dado um exemplo para ele sobre a prematuridade: "Se você tratar os dentes das mulheres, resolvendo eventuais focos inflamatórios ou uma gengivite, você diminui a chance de um parto prematuro. Do mesmo jeito, se você focar na infecção urinária, também diminui o parto prematuro". E logo depois ele soltou numa entrevista que trataria os dentes das grávidas. Falou de um jeito meio truncado, então as reportagens saíram com um tom jocoso, dizendo que Bolsonaro propunha tratar a cárie das mulheres para evitar bebês prematuros.

Dali para a frente, toda vez que era questionado sobre algum assunto da área de saúde, dizia que havia conversado comigo. Como eu tinha tido uma atuação muito forte nesse tema no Parlamento, esse tipo de declaração agradava aos médicos. Então, quando ele falava Mandetta, as mídias sociais dele recebiam uma enxurrada de médicos comentando: "Sou Bolsonaro, Mandetta na saúde". Virei o álibi do médico envergonhado de votar no Bolsonaro. Assim, acabei me tornando o fiador dele nessa matéria. E foi o Onyx que fez aquilo.

Um dia, eu estava no Rio de Janeiro e o Onyx me pediu cinco ou seis sugestões de ações para colocar no plano de governo do Bolsonaro. Fiz a lista e mandei para o e-mail do Abraham Weintraub. Ficava tudo centralizado no e-mail dele. O programa do Bolsonaro era bem simples, organizado em poucos tópicos, claramente não havia ninguém da área de saúde pública por trás daquilo. Fiz uma série de sugestões, organizei um pouco: atenção primária, atenção especializada, prontuário eletrônico universal. Não ficou bom, mas ficou menos ruim do que estava. E essa foi basicamente a minha participação na campanha.

Como eu tinha decidido não ser candidato a deputado federal, não queria mais aquela vida de Brasília, fui analisando as campanhas e percebi que as únicas que eu iria ajudar eram a do então candidato ao Senado Nelson Trad, no meu estado, e a do Ronaldo Caiado, em Goiás — para onde fui para ajudá-lo a reunir médicos e agentes comunitários.

Em agosto, encontrei com o Bolsonaro em Brasília durante uma sessão no período pré-eleitoral. Como eu não era candidato, ele e Felipe Francischini perguntaram se eu poderia ajudar na preparação para os debates que estavam por vir. Eu precisaria formular as perguntas, réplicas e tréplicas que ele dirigiria a cada candidato em todos os cenários possíveis e de acordo com as regras de cada debate. Topei. Minha decisão de embarcar na campanha do Bolsonaro foi uma escolha por exclusão. Eu não iria votar no Geraldo Alckmin, não achei que o João Amoedo fosse viável e não iria votar no PT em hipótese nenhuma. Então sobrou votar no Bolsonaro.

O encontro para tratar dos debates ficou para um final de semana, e perguntei para o Bolsonaro quando ele iria para Campo Grande. Ele disse que tinha feito o Sul, que São Paulo e Rio de Janeiro já estavam consolidados, e, depois de um tour por Juiz de Fora e Belo Horizonte, iria dar uma pincelada no Centro-Oeste e se concentrar no Nordeste até o final da campanha.

Então ele recebeu a facada* e os planos de rodar pelo Brasil foram por água abaixo, ele não pôde ir aos estados do Centro-Oeste.

Não cheguei a conhecer ninguém da campanha. Só me encontrei com o Bolsonaro novamente faltando cinco dias para o segundo turno da eleição. Eu estava no Rio de Janeiro porque ia me mudar para lá. Informei no grupo de WhatsApp do DEM que estava na cidade, e o Alberto Fraga me ligou dizendo que estava combinando um encontro com o Bolsonaro, e que eu fosse ao Windsor Barra. Havia uns quarenta políticos no hotel. Saímos de lá e fomos caminhando até o condomínio do Bolsonaro, que fica ao lado. Ele ainda estava bem fragilizado, mas gravei um vídeo para o segundo turno com ele.

---

* Em 6 de setembro de 2018.

34

Com Bolsonaro eleito, o Onyx ganhou protagonismo. Era o único membro do DEM que havia participado intensamente da campanha, era um ministeriável, estava em contato direto com o presidente, conversava com a imprensa. Assim, a mesma Câmara que o isolou passou a ter outro comportamento, mostrando que, na política, a roda gira. Ele se tornou o centro das atenções. Depois dos filhos de Bolsonaro, ele foi o parlamentar que mais se capitalizou com o período eleitoral.

Naquela efervescência que era Brasília, Rodrigo Maia já era um forte candidato à presidência da Câmara, a candidatura de David Alcolumbre ao Senado dava seus primeiros passos e era a grande dúvida, pois Renan Calheiros se colocava como a escolha natural para a presidência da Casa. Onyx não queria o Renan, mas ainda havia uma desconfiança de que o David não seria viável. Não havia uma sinalização clara do governo com relação a isso.

O Senado é um clube muito fechado, rapidamente todo mundo sabe quem votará em quem, e o David era jovem e tinha muita vontade de ser o presidente. Ele estava fazendo uma campanha intensa entre seus pares. A seu favor, pesou o fato de que houve uma renovação muito expressiva no Senado, com a entrada de vários senadores de primeiro mandato, e eles não queriam associar seu início de vida pública declarando voto no Renan. Portanto, Renan fazia sua caminhada praticamente sozinho. Ronaldo Caiado havia vencido as eleições para o governo de Goiás e tínhamos uma relação estreita de amizade com David. Assim, Caiado planejou um encontro para tratar desse assunto. Como era praticamente impossível marcar uma reunião na casa de alguém ou em algum restaurante sem que a imprensa soubesse, ele teve a ideia de um passeio de barco.

O barco em questão era do então senador de Goiás Wilder Morais. Fomos a esse passeio pelo rio Paranoá eu, Onyx, Flávio Bolsonaro, David Alcolumbre, Ronaldo Caiado, Magno Malta (candidato a senador que fora derrotado, mas tinha expectativa de ser ministro) e Abelardo Lupion. O Wilder fez uma paella e ficamos comendo e bebendo uísque.

No meio do lago, Wilder jogou a âncora, ligou um som alto e tocou o Hino Nacional para celebrar a vitória do Bolsonaro. Foi quando o Caiado — que, para usar uma expressão da minha terra, é um homem que "não rodeia toco" — pediu a palavra: "Quero saber se a candidatura do David é a sério. Porque ele é meu amigo, é nosso amigo, e se ela não for a sério eu quero que digam agora".

Onyx respondeu que estava trabalhando por essa candidatura.

Caiado não desistiu.

"Flávio, o governo vai entrar na candidatura do David ou não?"

Os dois confirmaram que a candidatura era para valer.

"Então, David, a partir de hoje você mudou. A partir de agora você é candidato à presidência do Senado."

Todo mundo assentiu e o Caiado perguntou: "E o Mandetta é o ministro da Saúde? Se for, tem que definir agora".

Flávio disse que sim, eu seria o ministro da Saúde.

35

Para ser ministro, você tem que ter o apoio das frentes parlamentares temáticas referentes à pasta que almeja, coisa que eu tinha. Venho de um partido que não tem uma trajetória de peso nas políticas públicas sociais, porque a saúde é um campo tradicionalmente da esquerda. E sou de um estado conservador, o Mato Grosso do Sul. Eu me considero um político atípico, porque mesclo essas características com uma atuação em políticas sociais, e isso acabou se configurando uma boa solução política, técnica e ideológica.

Mas eu tinha receio dessa indicação, porque eu respondia a um processo de quando fora secretário de Saúde de Campo Grande. Aquilo me irritava, nunca mexi com dinheiro dos outros, mas iriam vasculhar a minha vida inteira quando saísse a nomeação, e aquilo poderia ser usado contra mim.

Dias depois do passeio de barco, me encontrei com a equipe de transição do governo em Brasília. Ronaldo Caiado e Wilson Witzel, eleito governador do Rio de Janeiro, estavam lá. Eles nos chamaram numa sala e encontrei Flávio Bolsonaro, Onyx e o presidente, comendo um sanduíche do McDonald's, apressado porque iria pegar um avião. Bolsonaro falou:

"E aí? Está pronto para ser ministro? Posso anunciar?"

"Não, presidente", respondi. "Vamos conversar. Queria conversar antes."

Já atrasado, ele levantou e foi embora. Caiado ainda me disse:

"Como você não aceitou?"

Voltei para Campo Grande extremamente preocupado, agoniado mesmo. "Ele vai divulgar meu nome, vão me apontar como um ex-gestor corrupto, ele não vai sustentar a indicação e isso para mim vai ser muito ruim", eu pensava. Passei o final de semana escrevendo uma carta para o presidente em que dizia quem eu era, o que tinha feito, enfim, explicando toda a história. Anexei o número do processo, coloquei os contatos do meu advogado.

Liguei para o Onyx e disse que precisava ter uma conversa pessoal com o Bolsonaro. Ele a marcou e fui para o Rio de Janeiro me encontrar com o presidente na casa dele. Expliquei tudo, entreguei o material, pedi que seus assessores verificassem tudo, que ficasse à vontade.

"Se o senhor quiser, eu ajudo a achar outro nome."

Não sei se ele leu, mas eu entreguei. Fui embora e um tempo depois ele foi até a porta de casa falar com os repórteres. Declarou que na Saúde estava quase tudo certo e anunciou meu nome. Ele fez um balão de ensaio com meu nome, jogou a informação para ver como a imprensa ia reagir.

Foi uma semana infernal. Um monte de matérias falando do inquérito que investigava suposta fraude em licitação e caixa dois. Passei a semana pensando em como deveria agir, quando o Caiado disse que eu tinha que dar uma entrevista. Chamou um jornalista do *Globo* de Brasília, que publicou uma entrevista de página inteira comigo perguntando sobre o processo e tudo mais. Na sequência, o Bolsonaro confirmou o meu nome, e quando a imprensa perguntou por que ele estava nomeando um ministro com um inquérito em andamento, ele respondeu que eu não era nem réu.

"Ele nem é réu ainda. O que está acertado entre nós? Qualquer denúncia ou acusação que seja robusta, [o ministro] não fará parte do governo."

Foi assim que me tornei ministro.

Naquele mesmo mês de novembro, começamos a operação para eleger o David Alcolumbre presidente do Senado. Ajudou muito o fato de eu ter sido indicado como ministro da Saúde, porque dava mais peso à candidatura, que foi crescendo. No dia 2 de fevereiro de 2019, com os votos de 42 senadores, Davi Alcolumbre foi eleito presidente do Senado Federal para os anos de 2019 e 2020.

36

No final do meu mandato como deputado federal eu havia decidido que não disputaria a eleição de 2018. Foram oito anos divididos entre Brasília e Campo Grande. Saía do Mato Grosso do Sul na terça de manhã, passava três dias em Brasília e voltava para casa na quinta-feira à noite. Sem contar com as viagens para o interior, frequentes na agenda de um deputado.

Quando fui eleito, meus filhos tinham doze (Paulo), quinze (Pedro) e dezessete anos (Marina). A Marina tinha acabado de passar na faculdade de direito, no Rio de Janeiro. Minha esposa, Terezinha, ficava em Campo Grande. Ela é médica e trabalhava num hospital especializado no tratamento de hanseníase, o São Julião. Trabalhou por trinta anos como diretora clínica, e na parte da tarde ficava no ambulatório de clínica médica especializado no tratamento de diabéticos. Terezinha nunca atendeu no setor privado ou por planos de saúde. Ela é cem por cento SUS.

Quando decidi não me candidatar novamente a deputado federal, eu e ela nos sentamos e conversamos sobre o momento da nossa família. A Marina estava no Rio, havia se casado com o Maurício e teve o Gabriel, nosso neto. O Paulo, meu filho mais novo, morava em São Paulo e cursava o último ano de direito na USP. Ele ainda não sabe se vai fazer uma pós-graduação, se vai trabalhar em São Paulo ou no Rio. Para atuar na área de que gosta, que é direito autoral, não adianta ficar em Campo Grande. E o Pedro, meu filho do meio, ainda morava conosco. Fazia medicina em Campo Grande. O plano era terminar a residência em cirurgia geral e depois escolher alguma especialização, provavelmente endoscopia e colonoscopia intervencionista. Isso não tem em Campo Grande, então em algum momento ele também terá de se mudar para o Rio ou São Paulo.

Assim, eu tinha uma casa em Brasília, uma casa em Campo Grande, uma casa em São Paulo e uma casa no Rio. Administrar quatro casas é enlouquecedor, então eu e Terezinha estávamos muito inclinados a morar no Rio de Janeiro. Chegamos a cogitar ir para São Paulo, mas isso dependia de como me recolocaria no mercado de trabalho.

Quando o Bolsonaro me chamou para o governo eu estava no Rio, já tinha oferta de trabalho e estava procurando um apartamento para morar. Mas um convite para ser ministro não é pouca coisa, acabei aceitando. E isso mudou a vida da Terezinha também. Lembro que falei para ela: "Ministro é diferente de deputado. É de segunda a sexta no ministério, às vezes sábado e domingo também. Terei de fazer muitas viagens para visitar os outros estados. Ou você vai pra Brasília ou só vou te ver quando terminar meu período no governo".

Foi difícil para ela, que tinha toda a vida organizada em Campo Grande. Não era uma decisão simples, mas ela aceitou me acompanhar.

Terezinha pediu demissão do trabalho no Hospital São Julião, onde era contratada com carteira assinada, e isso foi muito duro para ela. Além do São Julião, ela era concursada do município de Campo Grande, servidora pública vinte horas semanais no período da manhã. Como eu era ministro, a prefeitura a cedeu para a Secretaria de Saúde do Distrito Federal, que a enviou para o HRan, sigla do Hospital Regional da Asa Norte, que estava começando o projeto de cirurgia bariátrica para diabéticos.

Uma equipe especializada em diabetes estava sendo formada e ela foi chamada a fazer parte. Havia um cirurgião, um clínico, mas precisavam de um clínico especializado em crise metabólica. E foi isso que ela foi fazer no HRan, e para nós foi bom, porque do apartamento onde passamos a morar até o hospital são apenas três quadras, ela podia ir a pé.

Em Brasília, a gente não tinha praticamente vida social. Não gosto de badalação, de clube, de festas. De vez em quando saíamos para caminhar e era isso. Uma vidinha pacata. Vez ou outra conseguíamos escapar para ir a uma cachoeira, o que sempre me animou muito.

Terezinha era da minha turma na faculdade de medicina na Gama Filho, no Rio de Janeiro. Eu e ela temos trinta anos de casados e foi mais fácil atravessar a crise no ministério ao lado dela. Filha única de um casal de portugueses, ela é muito apegada à família. Foi ela quem praticamente criou nossos filhos, tenho que admitir, porque sempre fiquei muito fora de casa em razão dos compromissos de trabalho. Ela também trabalhava, e muito, mas o cuidado com as crianças, eu reconheço, é mérito dela.

A mãe da Terezinha, dona Ester, ficou viúva em 2005 e foi morar em um apartamento do lado da minha casa em Campo Grande. A mãe dela tem 86 anos e não seria prudente deixá-la morando sozinha. Quando Terezinha decidiu ir para Brasília, a dona Ester foi junto.

Quando o vírus começou a se espalhar, ficamos preocupados com minha sogra. Afinal, eu e Terezinha estávamos trabalhando e nos expondo. A Terezinha, apesar de trabalhar na área de diabéticos do HRan, frequentava um hospital que se tornou referência no tratamento da covid-19. Era um risco grande, até porque no Brasil o contágio dos profissionais de saúde é muito alto. E eu continuava indo para Ministério da Saúde e para o Palácio do Planalto.

"Se a sua mãe pegar o coronavírus ela vai correr um grande risco. Eu e você, acho que conseguimos passar por isso, mas o que vamos fazer com sua mãe?", falei para ela.

Eu estava preocupado com dona Ester, e lembro que em uma de nossas conversas sobre o assunto falei uma frase muito infeliz. Disse que se ela viesse a adoecer e morrer, teria que ser enterrada em Brasília, porque não seria possível fazer o translado do corpo até Campo Grande no meio de uma pandemia. E seu Anselmo, meu sogro, está enterrado lá. Admito que foi uma frase idiota, pegou mal. Mas era a realidade.

Decidimos então que era melhor levá-la para Campo Grande. O Paulo, meu filho mais novo, ainda estava morando em São Paulo, mas depois que as aulas da universidade foram suspensas, foi para Brasília. Então levei minha sogra para Campo Grande para ficar com o Pedro, meu filho do meio, que trabalhava na Aeronáutica e ainda não tinha começado a residência em cirurgia geral. Esse esquema funcionou durante um tempo: Pedro com minha sogra e eu, Terezinha e Paulo em Brasília. Mas logo o Pedro começou a trabalhar na Santa Casa, que é um hospital para tratamento de infectados. Mais uma vez seria arriscado para a minha sogra ficar no mesmo apartamento que ele. Então pedi para o Paulo ficar em Campo Grande para cuidar da avó.

No final, ficamos eu e Terezinha em Brasília. Ela foi minha companheira nesse que foi um dos momentos mais delicados da minha vida. Esteve comigo na minha posse e assim permaneceu até o dia em que me despedi do ministério.

37

A partir da segunda semana de abril de 2020, os outros ministros passaram a frequentar mais o Ministério da Saúde. Acho que, na concepção deles, havia uma inércia na pasta, uma demora para resolver a pandemia que estava dificultando a reabertura econômica (e, portanto, a minha própria situação), então se colocaram à disposição para ajudar — como se eu nunca tivesse aberto as portas para quem quisesse contribuir. Um deles foi o Tarcísio de Freitas, do Ministério da Infraestrutura. Combinei que ele organizasse a área de logística, pois era preciso manter um fluxo de abastecimento constante para levar materiais aos estados — um trabalho meticuloso, que envolvia várias etapas, da compra até o transporte ao destino final.

Parece simples, mas não é. Naquele momento havia um volume mínimo de voos pelas capitais do Brasil. O meu estado, o Mato Grosso do Sul, havia ficado vários dias contando apenas com transporte terrestre. Nenhuma companhia aérea estava operando normalmente. Como eu mandaria máscaras, aventais, os equipamentos de proteção individual para esses lugares? No início propuseram usar a Força Aérea Brasileira (FAB), mas ela não aguentou uma semana. O *Hércules*, aquela aeronave enorme, estava à disposição, mas para sair do chão o custo é tão alto que não cabe no orçamento. A FAB não tinha dinheiro para abastecer seus aviões na real medida das viagens que precisávamos fazer para todas as regiões do país.

A tarefa do Tarcísio seria costurar com as companhias aéreas uma logística mínima para viabilizar a chegada do material. Conversando sobre isso com ele, tive a ideia de convidá-lo para fazer parte do projeto do hospital de campanha de Águas Lindas, em Goiás, cidade vizinha a Brasília. No entorno da capital federal não há grandes hospitais, e o governador de Goiás, Ronaldo Caiado, estava preocupado porque a primeira morte no estado havia sido numa cidade do entorno de Brasília. Por isso se justificava que montássemos um hospital de campanha do governo federal para atender a região. Estudamos como iríamos executá-lo.

Ficou decidido que o Ministério da Saúde arcaria com a estrutura, incluindo rede hidráulica, camas e oxigênio, e o governador de Goiás cederia os profissionais de saúde, limpeza e segurança e operacionalizaria o hospital. Foi esse o trato. O projeto foi anunciado oficialmente no dia 7 de abril, quando eu já estava discutindo a planta com um engenheiro hospitalar.

Minha ideia era que o hospital ocupasse a área de um campo de futebol. São Paulo já tinha feito um hospital de campanha no estádio do Pacaembu que achei que poderia servir de modelo. Como praticamente todas as cidades do Brasil têm um campo de futebol, se a gente fizesse um projeto com esta mesma medida poderíamos instalar um hospital de campanha em qualquer lugar. E os campos de futebol geralmente têm boas instalações elétricas, por causa das torres de iluminação, e uma estrutura hidráulica eficiente para comportar banheiros e vestiários. A parte da arquibancada poderia ser aproveitada para guardar material, fazer alojamentos. Além disso, o terreno tem que ser nivelado por causa do campo, mas depois da utilização o dano é pequeno. O gramado sofre, mas é perfeitamente possível de ser replantado.

Eu falei com o Tarcísio e ele achou a ideia boa. Procurou a equipe que montou o hospital de campanha do Pacaembu para pegar as referências, os custos. Ele queria muito mostrar eficiência para o Bolsonaro.

Até que o Tarcísio me informou que estava agendada uma visita do Bolsonaro às obras do hospital.* Pouco tempo antes o governador Caiado havia criticado publicamente o presidente por causa da declaração de que a covid-19 era "só uma gripezinha". No dia 25 de março, o Caiado tinha usado palavras muito duras numa coletiva de imprensa: "[Os profissionais] estão à frente, colocando em risco suas vidas. Quando se escuta uma declaração como essa, de dizer que isso é um resfriadinho, é uma gripezinha... Respeita! Ninguém definiu melhor que o Obama: na política e na vida a ignorância não é uma virtude". Havia claramente uma rup-

---

* A conclusão das obras ocorreu em 23 de abril, e o hospital foi inaugurado no dia 5 de junho.

tura nesse discurso, e alertei o Tarcísio sobre isso, pois não me parecia a melhor ideia juntar os dois num evento oficial.

Mas ele manteve o evento e disse que conversaria com o Caiado. Insisti: "Tudo bem, mas para ir até lá ver um hospital. O Bolsonaro acabou de fazer uma enorme grosseria com os governadores e vou aparecer com ele no evento. A gente precisa combinar isso muito bem. Se ele fizer alguma coisa fora do script vai me expor, vai expor o Caiado".

Tarcísio me tranquilizou, disse que se responsabilizaria por tudo e que seria bom para o presidente ver que o governo estava funcionando.

"Você conversa com ele. Ele pode falar com os outros governadores que esse modelo pode ser repetido nos estados deles, é só atentarem para o preço, para um hospital não ficar com um valor muito mais alto que o outro", ele ponderou.

Na véspera da visita, me perguntaram se eu iria no carro do Ministério da Saúde ou com a comitiva presidencial. Perguntei se todos iriam de carro, porque o trajeto durava uns quarenta minutos, uma hora, e eu já antevia que iria juntar gente e que a comitiva iria parar para o presidente descer do carro e falar com as pessoas, iria parar para tomar café. O Tarcísio achou melhor então que fôssemos todos de helicóptero, saindo de manhã.

Fiz questão que ficasse combinado que iríamos evitar aglomerações. Perguntei como seria o cerimonial da visitação, e o Tarcísio me informou que a população ficaria separada das autoridades, que estava tudo organizado.

Meu plano era sair do hospital de campanha e ir direto para Goiânia, passar o feriado de Páscoa com o Caiado. Combinei que a Terezinha iria para Águas Lindas de carro, com um motorista particular, me esperaria, e quando a comitiva voltasse para Brasília, eu e ela seguiríamos para a fazenda do Caiado.

No sábado de manhã, dia 11, fui para o Palácio da Alvorada vestindo meu colete do SUS, que passara a ser o meu uniforme. O general Luiz Eduardo Ramos me perguntou se eu não tinha um colete extra para o presidente. Ora, o colete havia se tornado uma marca do Ministério da Saúde na pandemia, eu não queria que o Bolsonaro o usasse. Ele não estava ajudando o SUS, ele não entendia o que a gente estava passando. Falei que só tinha o meu, e já estava vestido com ele. O Bolsonaro então pegou um colete feito para ele com o símbolo da Anvisa.

O presidente estava visivelmente desconfortável com aquela visita com o ministro da Saúde, no território do governador que o enfrentara publicamente. Quando entrou no helicóptero da Marinha, pediram que eu entrasse na mesma aeronave e me sentasse no banco de frente para ele.

Durante os quinze minutos de voo ele não trocou uma palavra comigo. Só quando começamos a sobrevoar o local foi que ele falou: "Olha o pessoal ali". Era um grupo de pessoas que se aglomerava nos arredores do hospital de campanha. Nitidamente, ele tinha encontrado o que queria. Animou-se, soltou o cinto de segurança antes do pouso e começou a dizer que pararíamos para falar com as pessoas. Olhei para o Braga Netto e o Tarcísio e disse que não era uma boa ideia. Ele insistiu e falei que não iria. A visita não tinha nem começado e a combinação de evitar aglomerações já tinha ido por água abaixo.

Desceu todo mundo do helicóptero e fui o último a sair, justamente para me distanciar. Na sequência, outro helicóptero do Exército pousou com o general Ramos e outras autoridades.

Deixei o Bolsonaro e seu grupo seguirem na frente. Vi o Caiado esperando num canto com alguns prefeitos da região e fui até eles. A cobertura do evento ficou por conta da imprensa local, de sites goianos, além de uma repórter do *Estadão* e outro da *Folha*. Bolsonaro subiu para se encontrar com o povo e depois veio em nossa direção. Foi aquela bagunça. O presidente se destacou do tumulto que havia se formado e partiu para cima do Caiado estendendo a mão e o abraçando. E disse, sorrindo: "Agora sim, está todo mundo contaminado".

O Caiado pegou imediatamente um frasco de álcool em gel, esfregou as mãos, e vi que a assessoria de Comunicação do Ministério da Saúde fotografou a cena. Chamei o Toni, da assessoria, e disse para ele divulgar logo aquela imagem, antes que a foto do abraço se espalhasse. Porque era a foto do abraço que o Bolsonaro queria que fosse divulgada, para mostrar que o governador que havia brigado com ele não seguia o distanciamento social que pregava. Ele queria expor o Caiado.

Não apareci nessas fotos porque fiquei o tempo todo a dois ou três metros de distância da comitiva. Quando eu via que não tinha jeito ou alguém me chamava, eu pedia licença e dizia que respeitassem a distância mínima estipulada pela OMS. Só então falava o que tinha para falar. Bolsonaro me chamava para perto dele e eu repetia a mesma frase, seco, toda vez: "Eu não fico em aglomeração".

Fiz questão de acintosamente mostrar a minha insatisfação em estar ali com pessoas que se comportavam daquele jeito. Bolsonaro entrou no hospital e logo saiu para novamente ir em direção a outra aglomeração de pessoas. Dessa vez chamou o Caiado, que permaneceu onde estava.

Fiquei dentro do hospital até ver a comitiva seguir em direção ao helicóptero para retornar para Brasília. Logo a imprensa nos perguntou sobre o comportamento do presidente. Eu disse que ele estava errado, mas a repercussão foi pequena, saiu apenas na imprensa local.

Já estava me preparando para seguir para a fazenda junto com o Caiado quando a Graça, esposa dele, ligou para dizer que era melhor não fazermos isso. Um grupo enorme de pessoas estava indo para lá, pois soubera pelo rádio que aquele era o nosso destino. Não seria prudente. Desviamos e fomos para o Palácio das Esmeraldas, sede do governo de Goiás. A minha péssima relação com o presidente era assunto em todo lugar, nos grupos de WhatsApp, em rodas de conversa. O país todo estava debatendo aquilo. Perguntei ao Caiado o que ele achava. Eu queria entender qual era a intenção do Bolsonaro agindo daquela maneira.

38

Concluí que o cálculo do Bolsonaro era o seguinte: o que o afetaria nas eleições em 2022 seria a economia. O que salvaria ou enterraria a sua futura candidatura seriam emprego, renda e os outros fatores econômicos. Se ele conseguisse, como o Paulo Guedes sinalizava, um crescimento de 2,5 por cento na economia em 2020, faria uma reforma administrativa no ano seguinte para soltar as amarras dos cofres públicos e dos investimentos, e poderia chegar ao fim do mandato com um crescimento de 3,5 ou 4 por cento. Com isso, não teria adversário capaz de barrá-lo. Como ele não tinha negociado quase nada de espaço no governo, ainda teria margem para tal. Atravessaria 2022 com um novo mandato. Mas veio a pandemia.

Quando ele viu a adesão da população às pautas da saúde, criou na cabeça a teoria de que o isolamento social era uma conspiração do Doria, do DEM, do Rodrigo Maia, minha, do Nordeste, pois com a economia fechada e todo mundo em casa, ele não poderia seguir seu plano. Para ele, quem tivesse que morrer já iria morrer mesmo, não valia a pena parar tudo por causa disso. Como citei anteriormente, ele me disse que quem morria de covid-19 era idoso, de oitenta, noventa anos, e que, portanto, já ia morrer mesmo.

Ele procurava uma maneira de não sofrer tanto na economia e ainda transferir o desgaste das mortes e da falta de cuidados com a epidemia para prefeitos e governadores, sempre com o discurso de que havia feito a parte dele, ou seja, enviado o dinheiro que o Mandetta pediu para a Saúde. Era como se dissesse: "Saúde é com eles". Esse discurso era direcionado a mim. Ele queria ficar livre, alegando que havia incompetência na gestão da saúde e sinalizando para prefeitos e governadores que demitissem seus secretários ou assessores que estavam seguindo a minha cartilha. No final, ele sairia como alguém que tentou amenizar o impacto econômico.

Ficou claro que a intenção dele era essa e somente essa: seu interesse pessoal, esquecer da doença, esquecer do país, esquecer do isolamento, esquecer de tudo, dar um remédio qualquer e pronto. Ele queria uma solução fácil, que oferecesse argumentos para os seus seguidores espalharem pela internet que ele estava certo. A única coisa que não estava funcionando do jeito que ele imaginou era um ministro que não aceitava esse jogo.

Resolvi então dar uma entrevista ao *Fantástico*. Liguei para o Braga Netto avisando que faria isso e a gravei no dia seguinte, de dentro do Palácio das Esmeraldas, sede do governo de Goiás. Foi simbólico, porque ali eu me colocava ao lado dos governadores. Eu sabia que era um caminho sem volta.

A entrevista caiu como uma bomba no Planalto. O Brasil ultrapassava a marca de mil mortos pela covid-19. Já era um número considerável, mas sabíamos que a situação iria piorar muito. Eu disse na entrevista que os números estavam subestimados e que os meses seguintes seriam muito duros. Maio e junho, eu projetava, seriam os de maior estresse para o nosso sistema de saúde. Fiz um apelo à população dizendo que quem iria escrever a história da pandemia seria o comportamento da sociedade, não a política ou um decreto. Até que o repórter tocou no assunto-chave da entrevista: as insinuações do próprio presidente de que eu poderia ser tirado do cargo. Ele queria saber qual era a minha opinião sobre a conduta do Bolsonaro de não respeitar as orientações do Ministério da Saúde seguidas vezes. Ele citou a visita ao hospital de Águas Lindas e o comportamento do presidente, cumprimentando apoiadores, gerando aglomeração. Uma mulher chegou inclusive a beijar a mão dele. Isso tudo na minha frente. Aquilo não me constrangia? Minha resposta repercutiu nos jornais do dia seguinte.

> Ela [a atitude do Bolsonaro] preocupa, porque a população olha e fala: mas será que o ministro é contra o presidente? Não há ninguém contra nem a favor. O nosso inimigo, o nosso problema, é o coronavírus. Esse é o nosso principal adversário. Se eu estou ministro da Saúde, foi por obra de nomeação do presidente. O presidente olha muito pelo lado da economia. O Ministério da Saúde entende a economia, entende a cultura e a educação, mas chama pelo lado de equilíbrio de proteção à vida. Eu espero que essa validação dos diferentes modelos de enfrentamento dessa situação possa ser

comum e que a gente possa ter uma fala única, unificada. Porque isso leva para o brasileiro uma dubiedade: ele não sabe se escuta o ministro da Saúde, se escuta o presidente, quem é que ele escuta.

No fim, pedi que as pessoas tentassem se pautar pelo tripé que me acompanhou durante toda a crise: foco, disciplina, ciência.

Essa entrevista não dava alternativa ao Bolsonaro que não fosse me demitir. Falei a verdade sobre a situação, mas era uma verdade que ele não aceitava. Ele não iria mudar de posição, nem eu. O caminho que sobrou foi o da demissão.

No dia seguinte, perdi o apoio dos militares. Nos bastidores, os generais do governo comentaram que eu passara dos limites e tornara minha saída inevitável. O conteúdo da entrevista não tem absolutamente nada que possa ser digno de crítica. Eu disse o óbvio: que havia um descompasso entre o Ministério da Saúde e a presidência nas questões de isolamento. E o outro grande problema foi ser na Globo, eleita pelo Bolsonaro como emissora inimiga.

O vice-presidente Hamilton Mourão deu uma declaração dizendo que eu havia cruzado "a linha da bola" quando disse que a população não sabia se deveria acreditar em mim ou no presidente. "Cruzar a linha da bola é uma falta grave no polo. Nenhum cavaleiro pode cruzar na frente da linha da bola", foi a frase do Mourão. "Ele fez uma falta. Merecia um cartão. Não precisava ter dito determinadas coisas."

39

Na segunda-feira, fui para a entrevista coletiva. O Braga Netto estava ao meu lado e a repórter da Globo Delis Ortiz perguntou se eu seria demitido. O Braga Netto quis responder e afirmou que não havia discussão sobre a demissão do ministro. Então peguei o microfone e disse que, em política, toda vez que você nega alguma coisa, é porque aquilo vai acontecer. Todos se voltaram para mim, e declarei que não era uma questão de "se" eu iria deixar o governo, mas de "quando". Porém, apesar de toda especulação, terminei a segunda-feira como ministro da Saúde.

Na terça-feira recebi a Comissão Externa de deputados federais que faziam o acompanhamento da conjuntura epidêmica no país. A deputada Bia Kicis, do PSL do Distrito Federal, uma das lideranças do Bolsonaro no Congresso, sua aliada de primeira hora, estava presente. Eu disse a ela que estava de saída, e ela ponderou que a situação precisava, e poderia, ser revertida. Brincou que a mãe dela me adorava. Até os deputados bolsonaristas queriam minha permanência, mas nunca procurei ninguém para me ajudar a ficar.

Na quinta-feira, dia 16 de abril, eu estava fazendo uma *live* com um banco quando o meu chefe de gabinete se sentou ao meu lado e falou baixinho: "Presidência, dezesseis horas". Eram umas três da tarde. Encerrei a *live* e me ligaram da presidência reforçando: reunião às dezesseis horas com o presidente. Logicamente o assunto só poderia ser a comunicação da minha exoneração.

Fui para o Palácio do Planalto com a Gabriella Rocha Nassar, minha assessora parlamentar, e deixei com ela meu celular, a senha da conta no Twitter e uma mensagem pronta comentando a demissão. Assim que eu saísse da sala confirmando o fato, ela poderia publicar a mensagem.

Entrei no gabinete do presidente e, cordialmente, o cumprimentei. Foi uma conversa rápida. Bolsonaro disse que gostava muito de mim, mas que, infelizmente, ele teria que fazer a troca. Disse entender meu lado, mas que eu tinha que entender o dele, que estava preocupado com a economia. Respondi que tudo bem.

"O senhor me nomeou por prerrogativa sua. O senhor me exonera por prerrogativa sua também. Está tudo certo."

Bolsonaro disse então que, se eu quisesse, ele poderia dizer que a demissão havia sido um pedido meu.

"Não senhor, eu falei que médico não abandona paciente. O senhor exerça o seu papel de me demitir e tudo bem. Deixo só uns conselhos, se o senhor permitir. Cuidado com o Rio de Janeiro, a sua cidade. Cuidado com as compras de equipamentos, cuidado com a China, o senhor precisa recompor a relação com eles. Isso não é uma gripezinha. Não diminua a importância dessa pandemia. Esse é um acontecimento que vai marcar uma era. Como foi a Segunda Guerra Mundial, a quebra da Bolsa de Nova York. Esse período vai ser destaque dos livros de história e cada um de nós será retratado pelo papel que desempenhou nesta crise. Cuide do seu governo e da sua biografia."

Agradeci ao presidente e ao general Heleno e saí. Cumprimentei todo mundo e falei para a Gabriela: "Pode tuitar".

40

Às 16h17 do dia 16 de abril, o seguinte texto foi publicado no meu Twitter, dividido em três partes por causa do limite de caracteres:

> Acabo de ouvir do presidente Jair Bolsonaro o aviso da minha demissão do Ministério da Saúde. Quero agradecer a oportunidade que me foi dada, de ser gerente do nosso SUS, de pôr de pé o projeto de melhoria da saúde dos brasileiros e de planejar o enfrentamento da pandemia do coronavírus, o grande desafio que o nosso sistema de saúde está por enfrentar. Agradeço a toda a equipe que esteve comigo no MS (Ministério da Saúde) e desejo êxito ao meu sucessor no cargo de ministro da Saúde. Rogo a Deus e a Nossa Senhora Aparecida que abençoem muito o nosso país.

Durante minha estada no ministério, aprofundei muito a minha fé. Eu não entrava e saía de lá sem antes rezar uma ave-maria na minha sala. Quando assumi o cargo de ministro, eu tinha uma medalhinha de Nossa Senhora na minha mesa e uma Nossa Senhora Aparecida que me havia sido dada pelo ex-ministro Gilberto Occhi no dia em que me passou o cargo. Depois, o padre José Marinoni me levou uma imagem grande de Dom Bosco. Padre Marinoni é um grande amigo, da época do Colégio Dom Bosco. Fui coroinha da missa em que ele se tornou padre e ele acompanhou a minha trajetória, sempre trazendo conselhos preciosos. Foi ele quem realizou meu casamento com Terezinha no Outeiro da Glória, no Rio de Janeiro. Quando entrei na Secretaria de Saúde de Campo Grande, conversamos sobre como o exercício de um cargo público poderia ser uma maneira de praticar a medicina. Na minha candidatura a deputado nos encontramos e ele fez uma coisa que me marcou muito. Ele me perguntou: "Você vai entrar na política?". Eu respondi que sim, e ele então colocou uma nota de cinquenta reais na mesa e me disse: "Então você fala pra ele: 'Você não manda em mim, eu mando em você'".

Depois, ganhei uma Nossa Senhora de Nazaré, uma Santa Dulce, Santo Antônio, e aqueles santos ficavam do lado da minha mesa. Mas comecei a perceber que, quando eu recebia deputados evangélicos, elas causavam desconforto. Então comecei a juntar as imagens em uma salinha do lado da copa e aquilo virou uma espécie de oratório. As pessoas sabiam que eu era católico e iam me presenteando com mais santos. Mas desde os meus dezoito anos eu sou muito devoto de Nossa Senhora Aparecida. Vou todo ano a Aparecida, preferencialmente no dia 12 de outubro, e eu havia feito uma promessa a ela, pedindo que protegesse o Brasil. Por isso nessa fala eu disse que rogava "a Deus e a

Nossa Senhora Aparecida". É claro que isso causou ruído com os evangélicos.

Segui então para o Ministério da Saúde. As minhas assessoras já tinham arrumado minhas coisas, limpado as gavetas. Em vários momentos da minha gestão sob a pandemia a equipe do ministério achou que eu que sairia do governo, mas dessa vez era verdade. Vieram todos falar comigo. Algumas pessoas pediam para bater foto, havia quem estivesse chorando. O Leandro, o copeiro, o menino alto e muito forte que esteve comigo no Ministério da Saúde desde que a crise do novo coronavírus se instalou, começou a chorar. Foi emocionante.

Estávamos desde o começo da pandemia mantendo um distanciamento de pelo menos dois metros entre nós. Mas naquele momento todo mundo ficou no entorno do gabinete, emocionado, e muitos queriam vir até mim para me dar um abraço. Eu estava muito impactado também. Falei que abraçaria uma pessoa, e que esse gesto simbolizaria o meu abraço em cada um que estava ali. Escolhi a Teresa, funcionária de carreira do ministério, uma pessoa de sorriso largo, competente demais, e que é cantora também. Pedi que ela cantasse "O que é, o que é", do Gonzaguinha, e foi muito emocionante, todos cantaram juntos, bateram palmas.

O vídeo do nosso abraço e da cantoria viralizou, e os críticos logo vieram dizer que eu havia deixado o ministério cantando e descumprindo o distanciamento. Eu sabia que tinha sido um erro, mas não consegui evitar.

Falei aos meus assessores que preferia antecipar a inauguração da foto na galeria de ministros, porque eu não queria

voltar ao ministério para isso, depois de exonerado. Saíram correndo para arrumar uma foto minha, e a Marilene conseguiu um retrato meu na Câmara dos Deputados da época em que fui presidente da Comissão de Seguridade Social, de uns oito anos antes. Pedi que colassem uma imagem de Santa Dulce dos Pobres atrás da foto, e eles assim o fizeram. Fiz um discurso muito emocionado ali, aqueles foram meus últimos minutos dentro do ministério. "Lutemos, mas tenhamos sempre em mente não esquecer os mais humildes, porque na hora que a gente falar 'toca o barco', são eles os que podem ser as maiores vítimas dessa decisão."
E fui embora. Muitos foram para minha casa comigo, e recebi uma mensagem do cerimonial dizendo que no dia seguinte teria a transmissão de cargo para o Nelson Teich.

Eu conhecera o Teich no ano anterior, em Londres, quando fui fazer uma série de reuniões sobre os programas de genética e hemoderivados deles. Nelson era amigo de Denizar Vianna, meu secretário de Ciência e Tecnologia, que me acompanhava em Londres. Ele me perguntou se o Nelson poderia se juntar à nossa comitiva, e ele conviveu conosco por dois dias, participando das visitas aos diferentes centros de saúde. Ele me parece uma boa pessoa, competente, mas claramente tem dificuldades de comunicação. Quando soube que ele seria o novo ministro, entendi que o padrão de comunicação que eu havia instaurado até ali terminaria.

No dia seguinte, vesti um terno para a cerimônia de transmissão, e me senti totalmente inadequado, estranho, mas não tinha sentido ir com o colete do SUS. Fui com Terezinha, e quando entramos no Palácio do Planalto ela foi levada pelo cerimonial para se sentar ao lado da mulher do Teich. Todos os ministros estavam presentes, e acho que estavam todos um pouco tristes. No meu discurso agradeci um a um, nominalmente. E agradeci também a minha esposa pela educação que tinha dado aos nossos filhos. Essa foi, na verdade, uma provocação ao Bolsonaro e seus filhos, como corretamente a imprensa "leu" a minha fala. Michelle Bolsonaro estava lá, e fez questão de ir à minha despedida. Ela é uma figura ímpar, sempre disposta a ajudar nas políticas que contemplem pessoas portadoras de deficiência, um causa que também me é muito cara.

Quando saí da sala, a imprensa se aglomerava num cantinho, e os jornalistas me chamaram e me perguntaram quais eram os próximos planos. Respondi que era cortar o cabelo, que estava enorme.

Eu e Terezinha saímos de lá e fomos para casa trocar de roupa, almoçar e pegar o Bingo, nosso vira-lata. Colocamos as malas no carro, um CR-V 2010. Sentei-me ao volante, liguei o som e selecionei uma *playlist*. Tocou "Hey Joe", do Jimi Hendrix. Desde que namorava a Tereza eu colocava "Hey Joe" no mais alto volume para ouvir as notas da guitarra. Adoro essa música. Minha mulher sempre reclamava do volume alto. Dessa vez, o som estava baixinho. Dei a partida no carro e seguimos em direção a Campo Grande. Terezinha, sem dizer nada, torceu o botão do rádio até a música ficar no volume máximo. Acabava ali minha história como ministro da Saúde.

Agradecimentos

Não poderia terminar este livro sem agradecer a minha equipe no Ministério da Saúde. João Gabbardo dos Reis foi o primeiro a ser convidado a integrá-la. Experiente, com muitos trabalhos prestados ao SUS, ex-presidente do Conselho Nacional de Secretários Estaduais de Saúde, era a pessoa certa para a Secretaria Executiva. Denizar Vianna foi meu colega de turma, era talhado para a Secretaria de Ciência, Tecnologia e Insumos Estratégicos do ministério. Erno Harzheim era secretário municipal de Saúde de Porto Alegre, ele fazia um trabalho fenomenal na atenção à saúde e foi para a nova Secretaria de Atenção Primária à Saúde. E Wanderson Oliveira, enfermeiro epidemiologista que eu admirava pelos brilhantes trabalhos de pesquisa de campo na epidemia do Zika vírus.

Os outros componentes foram sendo incorporados com o tempo. Francisco de Assis Figueiredo na Secretaria de Atenção Especializada; Mayra Pinheiro na Secretaria de Gestão do Trabalho e da Educação na Saúde; Sílvia Waiãpi, e depois Robson Santos da Silva, na Secretaria Especial de Saúde Indígena. Juntaram-se a eles Roberto Dias Lopes na diretoria de Logística em Saúde; Juliana Carla de Freitas na Assessoria Jurídica; Gabriella Rocha Nassdar na Assessoria Parlamentar; Ciro Miranda na coordenação geral da Advocacia-Geral da União junto ao Ministério da Saúde; Cristina Nachif, amiga de longas lutas no SUS, psicóloga especializada em saúde pública; e Jacson Venâncio de Barros no DataSUS, oriundo do Hospital das Clínicas da USP.

Enfim, a melhor equipe técnica da história do Ministério da Saúde. Trabalhar com eles e com os técnicos de carreira do ministério foi prazeroso e desafiador.

O ministério que recebemos vinha de inúmeras composições políticas e era bastante fragmentado. Fazê-los trabalhar em harmonia e dar-lhes uma visão horizontal era meu grande desafio. Tínhamos reuniões semanais todas as segundas-feiras e o clima era sempre de muita participação. Todos tinham personalidade forte, e eu os induzia a dar o melhor de si para o grande desafio de transformar o sistema com rapidez.

Em 2019, trabalhamos arduamente e em silêncio. Eu evitava toda e qualquer aparição pública ou entrevistas que não fossem eminentemente técnicas. A atenção primária foi nossa prioridade absoluta no primeiro ano. Demos os seis passos programados, todos estruturados, para transformar o nosso SUS. O primeiro foi a criação da Secretaria de Atenção Primária à Saúde. Era a primeira vez que a promoção e a prevenção de doenças tinham uma secretaria vocacionada para elas. A equipe era toda nova e chegou com muita energia. O vínculo com as secretarias municipais ficou mais estreito, e as cidades começaram a sentir que o ministério olhava para cada uma delas.

A seguir, veio o programa Saúde na Hora, que aumentava o tempo de abertura das unidades municipais de saúde, ampliando, assim, o acesso à classe trabalhadora, e dando autonomia aos gestores municipais para organizar o melhor modelo de atendimento com até seis equipes de Saúde da Família por unidade, garantindo um custeio que não onerasse ainda mais as cidades.

O terceiro passo foi a aprovação do programa Médicos pelo Brasil, uma agência para selecionar profissionais por concurso, capacitar os médicos em Saúde da Família, criando uma carreira com vínculo CLT e todos os direitos e deveres decorrentes disso, com remunerações variáveis para as áreas de difícil provimento, transformando os indicadores da saúde de cada localidade.

Depois, houve uma nova estruturação da atenção básica, mantendo a lógica de repasse de recursos per capita, mas introduzindo o financiamento por metas pactuadas e alcançadas — a meu ver, uma verdadeira revolução na maneira como os recursos públicos eram alocados.

O Programa de Informatização plena do SUS foi o quinto passo. Começamos por um projeto piloto no estado de Alagoas, um desafio de conexão, modernização e integração de todos os sistemas de informática do ministério. Foi o início do Prontuário Eletrônico Universal a ser utilizado pelo sistema público e privado, o que garantiria a medição e o controle do sistema.

O sexto e último passo da atenção primária foi a capacitação de 340 mil agentes de saúde e endemias em curso técnico, o que daria uma nova dimensão ao controle de hipertensão, diabetes, obesidade e outros agravos que tanto sobrecarregam o sistema. Este último passo estava aprovado e se iniciaria em 2020 (com conclusão prevista para 2021). Geraria um impacto absoluto no cuidado das pessoas.

A média e a alta complexidades estavam sendo planejadas para 2020. A divisão do país em consórcios intermunicipais de aproximadamente 1 milhão de habitantes, com diagnóstico de rede e recomendação de investimento nas linhas de cuidado subdimensionados ou ausentes, levaria a atenção especializada em escala para todas as regiões. Esse era o grande desafio para este ciclo do ministério. Mas, com a pandemia, medidas de urgência tiveram que ser tomadas, e na sequência aconteceu a minha saída do ministério. A maior parte das ações que descrevi aqui foram interrompidas, desaceleradas ou desmanteladas. Uma lástima. As perdas para o sistema de saúde são imensas, e assim perdemos todos nós.

Por fim, gostaria de agradecer a todas as instituições que dialogaram com o ministério ao longo desses meses tão desafiadores e se mostraram sensíveis ao problema do coronavírus. Ao STF, na figura de seu presidente, o ministro Dias Toffoli, e a todos os membros da corte. Agradeço também à Procuradoria-Geral da República, na pessoa de Augusto Aras; à Câmara dos Deputados e ao Senado Federal, respectivamente presididos por Rodrigo Maia e Davi Alcolumbre; aos ministros, na pessoa de Braga Netto, chefe da Casa Civil;

ao Tribunal de Contas da União, por meio de seu presidente José Mucio; ao Conass e ao Conasems, comandados, nesta ordem, por Alberto Beltrame e Willames Freire Bezerra. A todos, meu muito obrigado.

Índice onomástico

Adhanom, Tedros, 13-4, 68, 83
Advocacia-Geral da União (AGU), 126, 172
África, 13
Agência Nacional de Saúde Suplementar (ANS), 172
Albuquerque, Bento, 170, 177
Alckmin, Geraldo, 196
Alcolumbre, David, 39, 45, 85, 88, 123, 129, 198-9, 203
Aleluia, José Carlos, 115-22, 125, 156, 170
Alemanha, 71, 162
Álvares, Agenor, 105
Alves, Damares, 128
Amaral, Delcídio do, 190
Amoedo, João, 196
Anápolis, GO, 50
Antônio, Marcelo Álvaro, 87, 99
Anvisa (Agência Nacional de Vigilância Sanitária), 33, 93, 100, 105, 127, 172-4, 213
Arábia Saudita, 163
Araújo, Ana Paula, 155
Araújo, Ernesto, 60
Arouca, Sergio, 104
Associação Nacional dos Procuradores da República (ANPR), 192n

Augusto Heleno, ministro *ver* Ribeiro Pereira, Augusto Heleno
Avelino, Pauderney, 123, 189
Azevedo e Silva, Fernando, 38, 49, 53-4, 167, 170, 177
Azevêdo, Maria Nazareth Farani (Lelé), 12-3
Azevêdo, Roberto Carvalho de, 12
Aziz, Omar, 179
Azul, companhia aérea, 47

Bahia, 109
Bandar Abas, Irã, 70
Barra Torres, Antonio, 93, 100, 172
Barros, Jacson, 28
Bill & Melinda Gates Foundation, 19, 25
Bolsonaro, Carlos, 131, 180, 184
Bolsonaro, Eduardo, 60, 184, 194
Bolsonaro, Flávio, 28, 180, 184, 199, 202
Bolsonaro, Jair, 8-9, 24-25, 28, 32, 38, 47, 74, 76, 78-82, 90-6, 99-100, 105, 107-8, 114, 118, 129-46, 154-9, 163, 165-6, 170, 172, 175, 177-88, 192-9, 202-5, 211-21, 223, 227
Bolsonaro, Michelle, 92, 116, 227

Braga Netto, Walter Souza, 45, 81, 84, 124, 131-4, 142, 158, 170-1, 177, 184, 186, 213, 217, 220
Brandelli, Otávio, 59
Brics, 14
Brito, Antonio, 42, 103
Búzios, RJ, 11

Caiado, Ronaldo, 45, 50, 93, 123, 191, 196, 199, 201, 203, 210-4, 217
Calheiros, Renan, 198
Câmara dos Deputados, 82
Câmara, Paulo, 103
Campo Grande, MS, 8, 114, 224, 227
Campos Netto, Roberto, 85-8, 167
Campos, Eduardo, 194
Canal "Planalto", 129n
Cancian, Natalia, 153
Cantanhêde, Eliane, 141
Cardoso, Fernando Henrique, 157
Cavalcanti, Zeca, 103
Ceará, 117
Centro de Controle e Prevenção de Doenças (CDC-EUA), 48, 72, 162
Centro de Operações de Emergência (COE), 32
Chernobyl, 61
Chernobyl, série de TV, 61
China, 10-5, 20, 22, 26-7, 31-7, 47, 52, 55-64, 71, 86, 125, 129, 134, 147, 185, 221
Citibank, 20
CNN, TV, 117, 182, 185
Colômbia, 163
Comissão Mista de Orçamento (CMO), 91
Comitê de Emergência do Regulamento Sanitário Internacional, 14
Conas (Conselho Nacional de Secretários de Saúde), 9, 113
Conasems (Conselho Nacional de Secretarias Municipais de Saúde), 9, 113
Congresso Nacional, 9, 40, 89, 93
Conitec (Comissão Nacional de Incorporação de Tecnologias), 146, 173
Conselho Federal de Medicina, 174
Controladoria-Geral da União (CGU), 172
Coreia do Norte, 63
Coreia do Sul, 70, 194
Correio Braziliense, 153
Croda, Júlio, 31, 51, 132
Cunha, Eduardo, 120

Davos, Suíça, 11, 16
Democratas (DEM), partido político, 8, 109, 116, 119, 122, 188-9, 192, 197-8, 216
Diamond Princess, navio, 63
Dias Azevedo, Luciano, 172
Dias Toffoli, José Antonio, 89
Donizette, Jonas, 112
Doria, João, 24, 136, 140, 184, 216
Duarte, Regina, 78

Ebola, 14
Elias, Christopher, 25
Epidemia, filme, 54
Escola Nacional de Saúde Pública Sergio Arouca, 9, 104
Espanha, 57, 72, 128, 162
Estadão, 141, 153, 214
Estados Unidos, 12, 37, 63, 72, 80, 83, 140, 162, 181, 185

FAB (Força Aérea Brasileira), 210
Faculdade de Saúde Pública da Universidade de São Paulo (USP), 104
Fantástico, programa de TV 217
Fauci, Anthony, 73
Federação das Indústrias do Estado de Goiás (Fieg), 50
Feira de Santana, BA, 110
Figueiredo, Francisco de Assis, 28
Figueiredo, Tayse Brandão, 82
Fiocruz, 9, 25, 49, 51, 82, 104, 145, 178
Fleury, laboratório, 65
Folha de S.Paulo, 81, 129, 153, 214
Fortaleza, CE, 117

Fortes, Heráclito, 121
Fórum Econômico Mundial de Davos, 11-27
Fraga, Alberto, 123, 197
França, 71, 154, 162
Francischini, Felipe, 196
Freitas, Juliana, 126
Freitas, Tarcísio de, 209-13
Frente Nacional dos Prefeitos, 109, 112

Gabbardo dos Reis, João, 28, 31-2, 62, 65, 74-5, 98, 101, 105, 132, 153
Gabinete de Segurança Institucional, 79
Genebra, Suíça, 11
Globo, O, 153, 187n, 203
Globo, TV, 74, 129, 153, 219-20
GloboNews, TV, 141
Gonçalves, Indiara Meira, 12, 28
Gonzaguinha, 225
gripe espanhola, 31, 53, 57
Gross, Socorro, 17, 26, 28
Guaidó, Juan, 24
Guaranys, Marcelo, 18
Guedes, Paulo, 18, 23-5, 84-8, 128, 137, 157-60, 167-8, 193-4, 216

H1N1, 14, 57, 133
Hajjar, Ludhmila, 144
Hancock, Matt, 162
Harzheim, Erno, 28
Hendrix, Jimi, 227
Henry, Raul, 103
Hey Joe, canção, 227
Ho Yeh Li, 51, 54
Hospital Israelita Albert Einstein, 65
Hospital Regional da Asa Norte (HRan), 206-7
Hospital Sírio-Libanês, 144
Huck, Luciano, 24

Imperial College, 71
Índia, 14, 24-5, 145
Inglaterra, 71, 154

Instituto Adolfo Lutz, 66
Instituto Evandro Chagas, 49
Instituto Liberdade e Cidadania, 119-20
Instituto Nacional de Alergia e Doenças Infecciosas – EUA, 73
Irã, 69
Israel, 12
Itália, 63-5, 69, 71, 83, 154, 162

Japão, 63-4, 70
Jardim, Lauro, 187n
Jogos Olímpicos 2020, 58
Johnson & Johnson, 19-20
Jornal Nacional, programa de TV, 74, 154
Jovem Pan, rádio, 32
Junqueira, Caio, 117, 182

Kalil, Roberto, 181
Kicis, Bia, 220

Latam, 47
Lava Jato, operação, 187-90, 192n
Leandro, copeiro, 122, 225
López Obrador, Andrés Manuel, 140
Lorenzoni, Onyx, 44-6, 87, 99, 117, 123-4, 131, 182-95, 198-9, 202
Lupion, Abelardo, 45, 123-6, 191, 199

Mabel, Sandro, 50
Macri, Maurício, 147
Maduro, Nicolás, 24, 43, 140
Magalhães Neto, Antonio Carlos, 109, 111, 123, 187
Magalhães, Antônio Carlos, 119
Maia, Rodrigo, 39, 42, 85, 88, 109, 114-5, 121, 123, 129, 188-91, 198, 216
Mais Médicos, programa, 18
major Cid, 93
major Vitor Hugo, 42
Malta, Magno, 199
Manaus, AM, 133
Mandetta, Hélio, 163
Mandetta, Marina, 204

Mandetta, Paulo, 204, 207
Mandetta, Pedro, 204, 208
Mandetta, Terezinha, 165, 186, 204-6, 213, 224-7
Marinoni, José, 224
Márquez, Ivan Duque, 23-4
Martins, Colbert, 110
Mato Grosso do Sul, 108, 201
MBL (Movimento Brasil Livre), 176
Mello, Jorginho, 82
Mendes, Gilmar, 136
Mendonça Filho, 122
Mendonça, André, 172
Mers (Síndrome Respiratória do Oriente Médio), 70
México, 57
Milão, Itália, 69
Ministério da Casa Civil, 44, 117, 124, 131
Ministério da Cidadania, 45, 117, 124
Ministério da Defesa, 38-9
Ministério da Economia, 44
Ministério da Infraestrutura, 209
Ministério da Justiça, 170
Ministério da Saúde, 9, 13, 17, 38, 40, 51, 63, 66, 77, 86, 89, 94, 113, 125, 132, 146, 149, 152, 163, 183, 209-10, 213, 223
Ministério das Relações Exteriores, 59
Ministério Público Federal, 188, 190
Miranda, Ciro, 126
Morais, Wilder, 199
Moro, Sergio, 128, 133-4, 137, 142, 170
Mourão, Hamilton, 128, 170, 219

Nachif, Cristina, 126
Nassar, Gabriella Rocha, 42, 126, 221
Naves, Roberto, 50
Neves, Aécio, 194
Nishimori, Luiz, 58
Nova York, 57, 162
Novartis, 19

O que é, o que é, canção, 225
Obama, Barack, 73, 211

Occhi, Gilberto, 224
Oliveira Francisco, Jorge Antonio, 85, 87, 172
Oliveira, Wanderson, 10, 32, 40-1, 51-3, 58, 62, 64, 74-6, 98-106, 127, 132, 138, 153-4, 186
Organização Mundial da Saúde (OMS), 10-5, 19, 23, 26-7, 34-7, 41, 54, 61, 68, 71, 81, 83, 104, 214
Organização Mundial do Comércio (OMC), 12
Organização Pan-Americana da Saúde (Opas), 17
Ortiz, Delis, 153, 220
Osorio, Luiz Eduardo, 125

Padilha, Alexandre, 42
Panamá, 163
Paquistão, 162
PCdoB (Partido Comunista do Brasil), 43
Pence, Mike, 72
Pequim, China, 26, 34, 41
Perondi, Darcísio, 41
Peru, 163
Piñera, Sebastián, 107, 147
Platão, 175
Polônia, 48, 83
Pontes, Marcos, 172
Portugal, 162
Programa de Agentes Comunitários de Saúde (PACS), 194, 195
PT (Partido dos Trabalhadores), 196
Putin, Vladimir, 162

Quito, Marcus, 51

Ramos, Luiz Eduardo, 44, 85, 87, 139, 166, 170, 213-4
Reagan, Ronald, 73
Recife, PE, 97, 103
Record, TV, 153
Redfield, Robert, 49, 72
Reino Unido, 162

Ribeiro Pereira, Augusto Heleno, 79, 91, 108, 137, 170, 172, 222
Rios, Ana Carolina, 172
Roche, laboratório, 19
Rodrigues, Alexandre de Menezes, 82
Rondônia, 56
Rosário, Wagner, 172
Rosso, Rogério, 120-1
Rousseff, Dilma, 120
Rússia, 162

Salles, Ricardo, 160
Salvador, BA, 111-2
Santana, Camilo, 117-8
Santos Silva, Robson, 28
Santos, Edmar, 84
Santos, Renan, 176
São Paulo, SP, 114
Sars (Síndrome Respiratória Aguda Grave), 36, 70
Sater, Almir, 175
Secretaria de Ciência, Tecnologia e Insumos Estratégicos (SCTIE), 146
Secretaria de Comunicação (Secom), 150
Secretaria de Vigilância em Saúde, 10
Secretaria Municipal de Saúde, Campo Grande, MS, 8
Secretaria-Geral da Presidência da República, 172
Silva, Orlando, 121
Silver Shadow, navio, 97-8
Sistema Único de Saúde *ver* SUS
Sociedade Brasileira de Anestesiologia, 173
Sociedade Brasileira de Imunologia, 173
StopTB, 11
Strauss, Renato, 133
Supremo Tribunal Federal, 108, 166
SUS (Sistema Único de Saúde), 9, 25, 28, 104, 111, 113, 146, 194, 213, 223

Taguatinga, DF, 143
Teerã, Irã, 71

Teich, Nelson, 226
Temer, Michel, 120, 122
Teresa (funcionária do ministério), 225
Tereza Cristina, 45, 87
Terra, Osmar, 45-6, 116-7, 133, 144, 182-7
Trabuco, Luiz Carlos, 24
Trad, Nelson, 82, 85, 196
Trindade Lima, Nísia, 82
Trump, Donald, 17, 37, 57, 61, 72-3, 80, 140
Twitter, 60, 110, 174, 221, 223

Ucrânia, 61
Uip, David, 181
Universidade Gama Filho, 206

Vale, 125
Varella, Drauzio, 130
Veneza, Itália, 69
Venezuela, 24, 43
Vianna, Denizar, 146, 226
Vilas-Boas, Fábio, 109
Villa, Marco Antonio, 32
Virgílio, Arthur, 123

Wajngarten, Fábio, 81, 90, 150-1
Wajngarten, Sophie, 81
Wanming, Yang, 57, 59
Weintraub, Abraham, 128-31, 196
Weintraub, Arthur, 131, 180, 184
Witzel, Wilson, 136, 201
Wuhan, China, 26, 31-9, 47-8, 53-5, 58, 60

Xiaowei, Ma, 14

Yamagushi, Nise, 144, 172

Zanotto, Carmen, 42, 82
Zika, 14, 27, 58, 103-4

ESTA OBRA FOI COMPOSTA PELA ABREU'S SYSTEM EM INES LIGHT
E IMPRESSA EM OFSETE PELA LIS GRÁFICA SOBRE PAPEL PÓLEN SOFT
DA SUZANO S.A. PARA A EDITORA SCHWARCZ EM SETEMBRO DE 2020

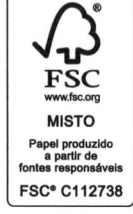

A marca FSC® é a garantia de que a madeira utilizada na fabricação do papel deste livro provém de florestas que foram gerenciadas de maneira ambientalmente correta, socialmente justa e economicamente viável, além de outras fontes de origem controlada.